KB187408

웰빙식품

암·당뇨·난치성·
미용·다이어트에
탁월한 도움을 주는
식초·마늘

식초·마늘 건강법

김오곤 편저

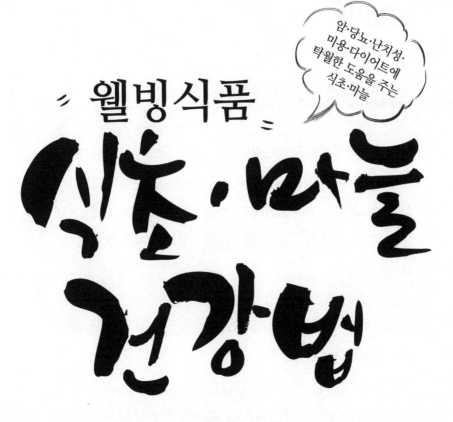

암·당뇨·난치성·
미용·다이어트에
탁월한 도움을 주는
식초·마늘

웰빙식품

식초·마늘
건강법

김오곤 편저

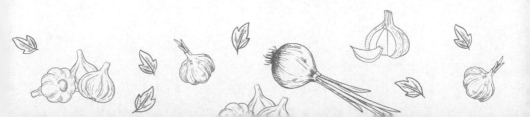

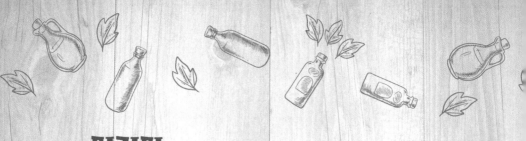

머리말

만병을 예방, 치유하는 마늘의 힘

기원 전부터 마늘은 스테미나가 강한 음식으로 생각되어 많은 사람들이 이용해왔다. 고대이집트에서는 파라밋 건설에 종사했던 노예들에게 마늘을 주었다고 하고, 만리장성을 쌓는 인부들의 식사에 마늘을 꼭 제공했다고 전해지고 있다.

마늘은 그만큼 스테미나가 길러지는 음식이지만, 그 스테미나의 주요성분은 마늘에 함유되어 있는 '알리신' 이라는 것으로 밝혀졌다.

그런데 이 알리신은 매우 강열한 냄새의 원인이 되지만, 또한 살균작용과 티푸스균이나 콜레라균에 대해서 항균의 기능도 가지고 있다. 그리하여 옛날부터 상처에 마늘즙을 만들어 바르거나 무좀에 바르면 금방 낫기도 하였다.

이 마늘이 의학적으로도 피 속의 좋은 콜레스테롤을 증가

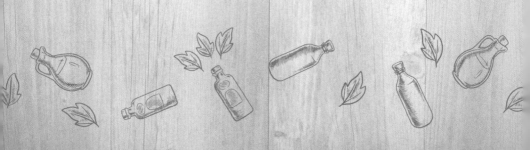

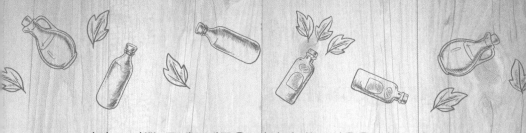

시키고 나쁜 콜레스테롤을 저하시키는 작용을 하고 있어 동맥경화증이나 고혈압 예방에도 좋다.

마늘은 이처럼 여러 가지 증상에 유효한 마늘만능약이라고 할 수 있다.

예로부터 전해오는 민간요법에는 감기의 기침이나 편도선염에는 마늘로 입가심을 하면 효과가 있었다는 등의 많은 치료법이 전해오고 있다.

이것은 우리 선조들이 마늘의 신비한 힘을 예전부터 깨달아 활용하였다는 증거이기도 하다.

본서는 마늘의 신비한 힘을 어떻게 효과적으로 활용하여 건강한 생활을 할 수 있는가에 대해서 초점을 맞추어 집필하였다.

또한 마늘을 잘 이용하여 우리 선조들이 가르쳐준 지혜를 더욱 계승, 발전시키는 목적에서 집필하였다.

독자들이 본서를 통하여 마늘의 위력을 새삼 깨달아 마늘을 잘 복용하여 건강한 삶을 누리기를 바란다.

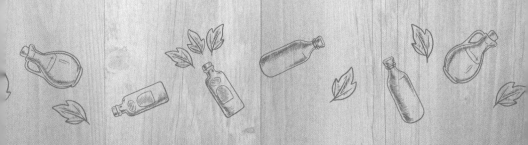

편저자_CONTENTS
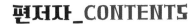

■ 머리말 | 만병을 예방, 치유하는 마늘의 힘 **2**

 # 식초

1. 식초의 유래와 그 효능

2. 식초만드는 방법과 주요 성분

3. 가정에서 만들 수 있는천연 과실 식초

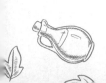
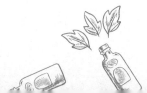

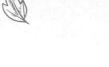

4. 가정에서 만들 수 있는천연 곡물식초

5. 생활 속에서 식초 활용법

6. 각종 질병의 식초 치료법

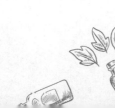
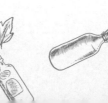

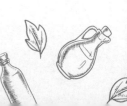

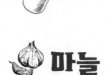 # 마늘

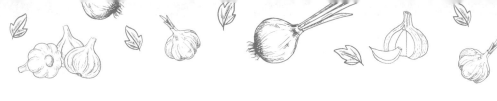

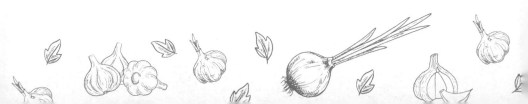

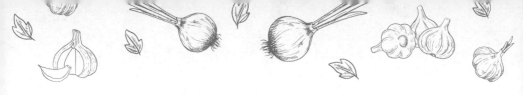

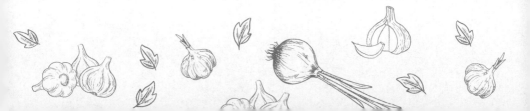

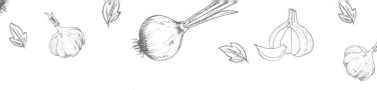

9. 마늘 뜸 치료법

10. 마늘 목욕 치료법

11. 마늘 미용법

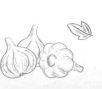

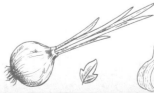
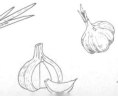

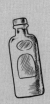

식초

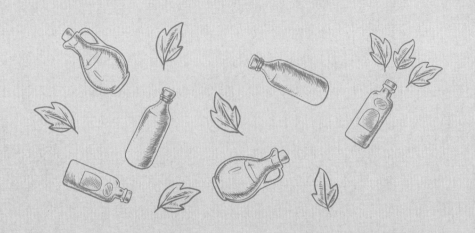
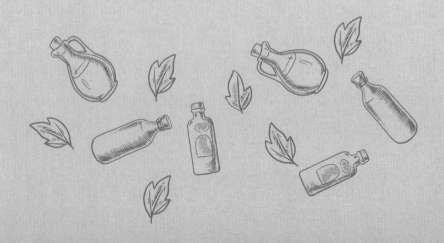

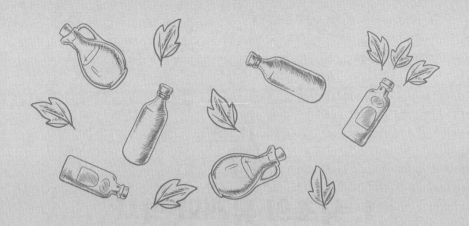

1
식초의
유래와 그 효능

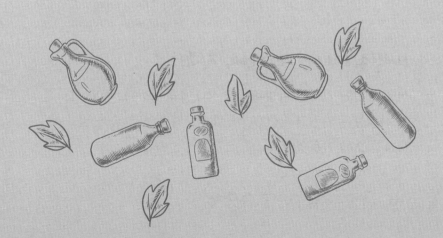

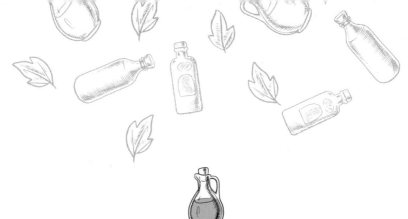

1. 식초의 유래와 역사

식초의 발단

식초가 인류에게 처음으로 알려진 것은 처음에 보존하고 있던 술이 우연히 변하여 만들어진 것으로, 따라서 인류가 최초로 만들기 시작한 조미료라고 불리어지고 있다. 그리하여 식초의 역사는 그 시초인 술의 역사와 마찬가지로 태고 때부터 이어져 왔다고 할 수 있다.

바빌로니아인의 지혜, 식초

식초에 관한 기록은 바빌로니아 시대에 등장한다. 바빌로니아 사람들은 기원전 5,000년에 대추야자로 빚은 술을 발효시켜 식초를 만들었다.

성서에 등장하는 식초

〈구약성서〉의 모세 5경에'강한 술 식초와 와인식초'가 등장
한다. 〈롯기〉에도 롯이 식초로 만든 음료를 받아서 마 셨다
는 기록이 나온다. 이스라엘을 애굽에서 구출한 모세가 기원
전 13세기 경의 사람임을 생각할 때 식초의 역사는 적 어도
3천 3백년의 역사를 가졌다고 할 수 있다.
서양 의학의 시조로 숭배되고 있는 고대 그리스의 히포 크라
테스는 흡혈요법 후 상처를 치유하는 데 소독으로 식 초를
이용할 것을 권장했다.

이집트 왕실에 나타난 식초

이집트의 전설적인 여왕 클레오파트라를 비롯하여 많은 귀족
들이 건강과 미용을 위해 식초를 즐겨마셨다고 전해온다. 또
한 식초로 절인 식품은 저장 식품으로 많은 사람들 에게 귀
중한 영양 식품 역할을 하였다고 전해온다. 옛날 위생이 오
늘 날처럼 발달하지 못한 시대에 있어서 식초의 역할은 대단
한 것으로 알려지고 있다.

콜럼버스가 사용한 의약품 대용

콜럼버스가 활약하던 시대에도 항해 중에 접할 수 있는 신선
한 식량이라고는 식초로 절인 양배추뿐이었다. 또한 부 족한

의약품 대용으로도 식초가 지닌 살균력이 많은 공헌 을 한
것으로 보인다.

따라서 콜럼버스가 신대륙을 발견할 수 있었던 것도 식초 덕
분이라고도 할 수 있을 것이다.

중국에서 사용 유래

세계 어느 나라 사람보다도 중국 사람들의 식생활에 식초가
차지하는 비중은 매우 크다. 예로부터 그들의 식생활 필수품
중에는 반드시 식초가 들어있다.

중국 후위시대에 쓰여진 〈제민요술〉에 조, 찹쌀, 콩, 보리,
팥, 술지개미 등을 원료로 하여 식초를 만드는 법이 기술되
어있다. 또한 한나라 때부터는 식초 중에서도 오래 묵어서
쓴 맛이 나는 것을 '고주(苦酒)'라 하여 약용으로 쓰이기도 했다.

일본인들의 식초 유래

일본인들은 오래전부터 고대 중국에서 전해온 제조방법을 전
수받아 쌀을 이용한 식초를 만들었는데, 그 중에서 '흑초'가
가장 인기가 있었다. 흑초에는 우리 몸에 좋은 아
미노산이 풍부하기 때문이다.

한국에서 사용 유래

한국에서는 식초를 만드는 방법이나 종류에 대한 구체적인 자료는 없으나 신라시대부터 식초를 사용한 것으로 추측되며, 약용으로 널리 쓰이게 된 것은 고려시대인 듯 하다.

중국 송나라 때의 〈본초도경(本草圖經)〉에 소개된 고려의 다시마 조리법에 식초를 조미료로 썼다는 기록이 있다. 약용으로 사용되었다는 기록은 고려시대에 발간된 한의서인〈향약구급방〉에는 약방에서도 식초를 다양하게 이용했다고 기술되어 있다. 그 후 조선시대에 들어서면서 식초의 제조법이 민간에게도 널리 전파되면서 민간약으로 자리 잡게 되었다.

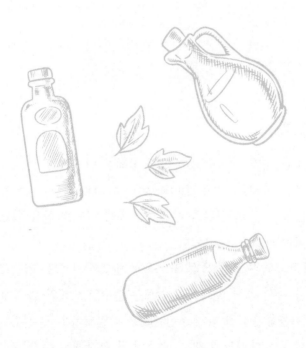

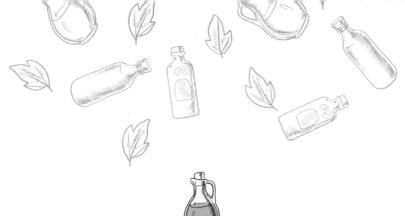

2. 제조법에 따른 식초의 분류

식용으로 사용되는 식초는 그 제조법에 따라서
양조초와 합성초로 분류된다.

양조초

양조초란 문자 그대로 양조법에 의해서 만들어진 식초이다.
양조초는 다시 그 원료에 따라 여러 가지로 분류할 수 있는
데,쌀, 보리 등의 원료를 사용하는'곡물초'와 과실을 원료로
사용하는'과실초'로 나뉜다.
이 양조초도 원료를 우선 알코올로 발효시켜 술을 만들 고,
그것을 다시 초산 발효시켜 만드는'순수양조초'와 술지게미
나 알코올을 원료로 하여 초산 발효시킨'알코올초'로 분류한다.
사과식초는 사과를 통채로 갈아 냉연 압착해서 주스를 만든

뒤, 발효시켜 6개월 이상 숙성시켜서 만든다.

합성초

합성초는 화학적인 방법으로 만들어진 식초로 여기에는 순수
합성초뿐만 아니라 양조초에 합성초가 가미된 것도 포함되어
있다. 다시 말해 100% 양조법으로 만들어진 식초만 을 양조
초라고 할 수 있는 것이다.

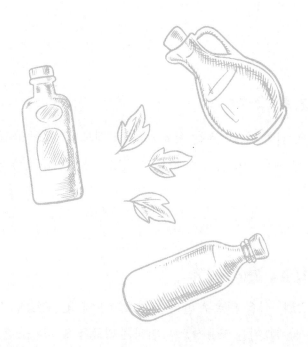

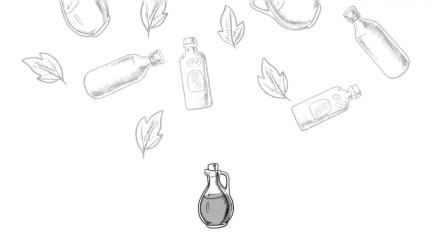

3. 식초의 종류와 특징

식초의 조건

미국의 법적 기준으로는 최초 4%의 산성도 즉 식초 100ml당 4g의 아세트산이 들어있어야 한다. 대부분의 식초 산성도는 5%이다.

쌀식초, 현미식초

쌀 식초는 쌀을 원료로 만든 식초로, 1ℓ에 40g 정도만 쌀 또는 술지게미를 사용하고 나머지는 양조용 알코올을 혼합한 것도 양조식초로 할 수 있다.

이와 같은 원인으로 현재 시판되고 있는 쌀 식초에는 그 원

료로 순수 쌀만을 사용한'순수 쌀 식초'와 그렇지 않은 '쌀식
초'가 있는 것이다. 이런 쌀식초는 순수 쌀 식초에 비해서 값
은 저렴하지만 성분과 맛이 떨어진다.

사과식초

포도식초와 마찬가지로 과즙으로 사과주를 만들어 초산 발효
시켜 만든다. 사과식초는 사과산이 풍부하며, 어떤 요리에도
사용할 수 있어 우리나라에서는 최근에도 그 맛을 즐기는 애
용자들이 늘고 있는 추세이지만 본고장은 미국이 다.

와인식초

저장된 포도주가 우연히 초산 발효되어 식초가 된 것으로,
역사는 매우 오래되었다.
프랑스어로 식초 즉, '비네관르'는 와인과 시큼하다는 뜻을
하나로 만든 단어이며, 씁어의 식초 비니거도 같은 의미이다.
와인 명산지는 와인 식초의 명산지이기도 하며, 유럽에서는
이 식초를 일반적으로 사용되고 있다.

몰트 식초

보리, 엿기름을 원료로 만든 것이 곡물 식초로, 맥주 명산지가 많은 유럽의 북부 지방에서 만들어져 사용되고 있다. 몰트 식초는 무엇보다도 아미노산이 풍부하고 감칠맛이 나는 식초로 인기가 높다.

술지게미 식초

쌀 식초와 더불어 우리나라와 일본, 중국 등에서 제조되 고 있는 식초로 술을 만들고 남은 찌꺼기를 원료로한 식초 이다.

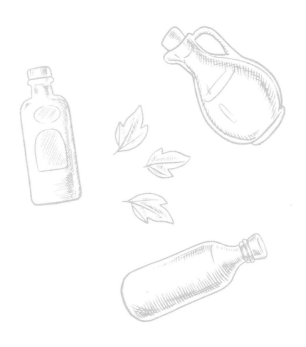

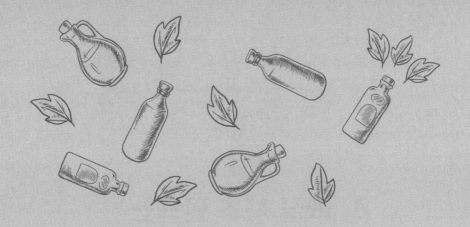

2
식초
만드는 방법과
주요 성분

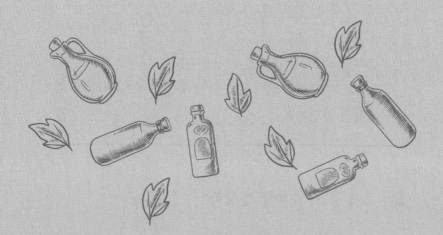

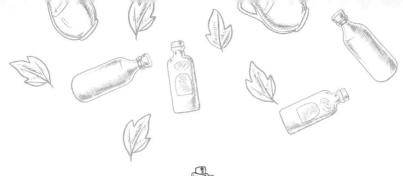

1. 과실 식초 만드는 법과 보관, 사용법

재료

① 사과, 배, 귤, 포도, 딸기, 매실 중에서 담그고
자 하는 과실, 이스트균(원료 1kg), 입이 넓은
도자기를 준비 한다.

② 과실은 한 가지 또는 혼합으로 사용해도 무방
하며, 상처 입은 부분은 도려낸다.

③ 농약성분이 없는 과실은 물로 깨끗이 씻어 사
용하면 되지만, 농약을 사용한 과실은 시판 중
인 양조식초에 10분 정도 담갔다가 꺼내어 사
용하면 안전하다.

만드는 방법

① 과실을 잘게 부순 후 절구통이나 믹서를 이용 하여 과즙 상태로 만든다.

② 과즙상태의 것을 준비한 용기에 약 70% 정도 되게 채운다.

③ 이스트를 넣어 원료 전체에 침투하도록 섞는다. 단, 과즙이 적어 죽 상태가 되지 않으면 끓여 섞인 물이나 자연 새우를 섞는다.

④ 공기 중에 초산균이 침투해야 하므로, 입구를 완전히 막지 말고 한지나 가제를 이중으로 해서 덮고 노끈으로 동여맨다.

⑤ 그 위에 깨끗이 닦은 10원짜리 동전을 올려 놓는다.

⑥ 직광선이 안비치고 온도가 일정한 곳에 보관한다.

⑦ 3~4개월쯤 지난 다음 올려놓은 10원짜리 동전이 청록색으로 변하는데, 이 때 식초의 1단계가 완성된 것이다.

⑧ 그 후 4~6개월 동안 그 자리에 계속 두게 되면 완숙한 식초가 된다.

⑩ 완숙된 다음 건더기를 걸러내고 난 다음의 액체가 바로 식초인 것이다.

만들 때 주의할 점

① 가능한 무 농약의 과일을 사용한다.

② 용기는 플라스틱 제품이나 금속제품의 용기를 사용해서는 안 된다. 식초의 강한 성분으로 인해 용기 자체의 유독성 물질이 부식할 염려가 있기 때문이다.

③ 입이 큰 유리병으로 할 때는 빛이 투여되지 않도록 종이 상자 안에 넣거나 곁에 종이를 발라 사용해야 한다.

④ 오염된 공기 속에서는 좋은 식초를 만들 수 없으므로, 공기 소통이 원활하도록 하며, 중간에 용기를 다른 장소로 옮기는 일이 없어야 한다.

⑤ 표면에 엷은 흰 막이 생기고 술 냄새가 나면 1단계가 완성된 것으로, 잘못되었을 때는 코를 찌르는 듯한 강한 신 냄새가 난다. 또한 두꺼운 막이 생기면 잘못된 것으로 간주 하고 다시 담도록 하는 것이 좋다.

 ## 보관 및 사용법

① 직사 광선이 통하지 않는 용기에 담아서 보관한다.

② 먹을 때마다 조금씩 덜어내어 2~3배의 자연수로 희석해서 사용한다.

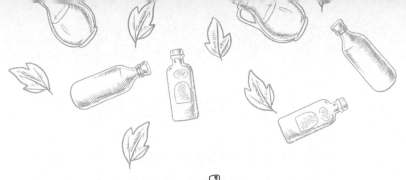

2. 현미식초 만드는 법

재료

① 현미 500g, 쌀누룩 250g, 드라이 이스트 2g, 자연생 수 2ℓ 를 준비한다.

② 현미는 물로 씻어 불순물을 제거한 후 12시간 이상 24시간 물에 담근다.

만드는 법

① 담갔던 현미를 건져서 찜통으로 약 80분 동안 찐다.

② 찐 현미를 절구통에 넣고 찧는다.

③ 쌀누룩을 현미가 찧어있는 절구통에 골고루 침투하
  도 록한다.
④ 자연생수에 섞어 죽모양을 만든다.
⑤ 죽 모양으로 된 것에 드라이 이스트를 잘 섞는다.
⑥ 용기에 담은 다음 한지 또는 가제로 덮어 노끈으로
  동여맨다.
⑦ 직사광선이 안 비치고 비교적 온도가 일정한 곳에 보
  관한다.
⑧ 그 위에 깨끗이 닦은 10원짜리 동전을 과실초 만들
  때와 마찬가지로 올려놓는다.
⑨ 6개월이 지나면 동전이 청록색으로 변한다. 그러면 1
  단계가 완성된 것이다.
⑩ 다시 6개월이 지나면 현미식초가 완성된다.

⑪ 완성된 현미 식초를 채에 걸려서 사용하면 된다.

보관 및 사용법

① 직사 광선이 통하지 않은 용기에 담아 보관하고, 물
  로 희석한 다음 꿀이나 우유에 섞어 조금씩 마신다.
② 요리를 만들 때 가급적 현미식초를 이용하여 만들도
  록한다.

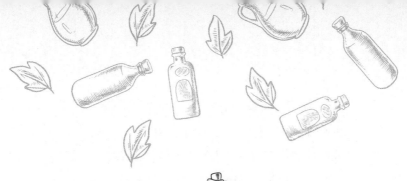

3. 식초의 주요 성분과
대표적 효능

 주요 성분

① 초산 등의 60종 이상이 들어있는 유기산이다.

식초의 주요 성분은 초산이다. 초산은 탄소를 함유하고 있는 유기산으로 식용산의 일종이다.

식초에는 이 외에도 각종 아미노산, 호박산, 주석산 등 60여 종 이상의 유기산이 들어 있다.

② 미네랄과 비타민의 흡수를 돕는 성분

식초에는 미네랄이나 비타민 등의 쓸양소가 조금도 들어 있지 않다. 또한 섬유질도 들어있지 않다.

그러나 식초에는 다른 영양소가 풍부하게 들어있는

식품 과 함께 먹는 경우가 많음으로 이러한 영양소 부족에 대해 서 특별히 염려할 필요가 없다.

여기서 주목할 점은 식초에는 다른 식품을 조리할 때 소량의 영양소가 파괴되는 것을 방지하는 기능이 들어있을 뿐 아니라 체내에서의 흡수율을 높이고 조직 내에서 활성화하는 기능도 가지고 있다는 점이다. 예를 들어서 비타민 C나 칼슘이 단독으로 복용할 때보다 식초와 함께 섭취할 때 흡수열이 높아진다는 것이 지금까지 연구로 통해서 밝 혀졌다.

③ 성분이 원료나 제조법에 따라 달라진다.

앞서 식초의 제조법과 종류에서 설명한 바와 같이, 식초 에는 원료와 제조법에 따라 여러 가지 종류가 있다. 특히 천연 양조식초의 경우, 제조 당시 원료나 제조법에 따라 성분이 미묘한 차이를 나타낸다. 표준적인 쌀 식초와 그 밖의 곡물 초, 과일 식초의 성분 에는 확실한 차이가 있다. 에너지나 여러가지 종목에서 쌀 식초가 좋은 성분을 가지고 있는 것으로 나타났지만, 나트륨 과 칼륨의 균형 및 비타민 B 1에 대해서는 과일 식초가 더 우수한 것으로 보인다.

효능

① 피로의 근원인 유산을 분해한다.

머리를 쓰거나 운동을 하면 체내의 에너지가 소비되

고, 유산이 남는다.

체내에서 유산이 촉진되면 뇌를 자극하여 정신이 불안정해지며, 걸핏하면 화를 내고 초조해 한다. 또 조직 내의 단백질과 결합하여 유산단백이 되어 근육 경화를 초래하거나 어깨 결림 등 요통의 원인이 된다. 남은 피브산, 구연산 등의 유기산은 비타민 B 1의 도움으 로 아세틸을 거쳐 구연산이 되고, 피로의 근원인 유산을 '구연산 회로'라고 부르는 화학 반응을 통하여 인체에 해롭지 않는 물과 탄산가스로 분해하는 작용을 한다.

식초를 많이 먹으면 뼈가 유연해지는 것으로 알려져 있지만, 실은 근육을 유연하게 한다. 이것은 서커스를 하는 사람들이 식초를 많이 복용하는 원인이 되기도 하였다.

② 동맥경화나 고혈압을 예방한다.

혈액이 탁해지거나 유산의 과잉이 혈관 조직과 결합하여 일어나는 현상이 동맥경화인데, 동맥경화는 혈압의 주요원인이기도 하다.

식초의 성분에는 혈액을 좋은 상태로 유지하고 유산을 분해하여 동맥경화나 고혈압등을 방지하는 기능이 있는데, 이 기능은 주로 아세트 산에 의해 이루어진다.

③ 조직세포를 활성화한다.

식초 성분에는 우리 몸에 유익한 콜레스테롤을 늘리는 기능이 있는 것으로 판명되었다. 또한 신진대사를

활발하게 하여 조직세포를 활성화하는 기능도 포함
되어있는 것으로 알려졌다.

④ 다이어트에 효과가 있다.

체내에 남아도는 영양분이나 관리코겐을 지방으로
변화 하여 축적된다. 식초의 성분에는 영양소의 체내
소비를 촉 진하는 기능이 있어 과잉 당분이나 관리코
겐을 연소시킨다. 식초는 지방을 분해하여 다이어트
효과를 증진시킨다.

⑤ 식초에는 위산의 분비를 촉진시키는 작용이 있다.

소화기의 신경을 자극하여 식품의 소화흡수율을 높
이고, 장 기능을 좋게 하며, 살균력에 의하여 장내
환경이 개선 되므로 변비나 치질 등에도 효과가 있는
것으로 나타났다.

⑥ 부신피질 호르몬을 만들어 낸다.

체내에서 대단히 중요한 기능을 가지며 당뇨병과도
관계가 깊은 부신피질 호르몬을 만들어낸다.

⑦ 이뇨작용을 한다.

⑧ 강력한 살균력으로, 방부제와 항균작용을 한다. 따라
서 치명적인 식품 박테리아를 죽인다.

⑨ 음주로 인한 체내 유산화를 처리한다.

⑩ 비타민 C 등 다른 식품의 영양 성분을 효율적으로 섭
취할 수 있다.

⑪ 깨끗한 피부를 만들어준다.

식초가 혈류를 좋게하여 피부의 세포 각각에 골고루 씁
양분이 미치기 때문에 피부의 신진대사가 좋아진다.

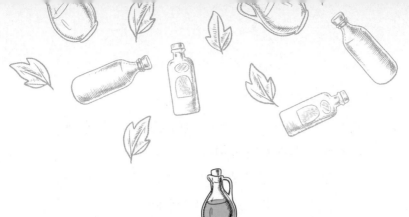

4. 비타민 C의 효과를
살려 주는 식초

생존의 필수품, 식초식품

마젤란은 대항해 시대에 탐험가로 콜럼버스와 함께 잘 알려진 사람으로, 그는 선박을 이용하여 세계 일주 대탐험을 하씀다.

그는 280명의 선원을 이끌고 탐험을 하다가 남미 대륙 의 최남단인 마젤란 해협에서 배가 몇 번이나 전복을 당하 는 등의 위험을 겪으면서 세계일주라는 위대한 업적을 남 겼다.

그런데 그가 탐험을 하면서 가장 무서웠던 것은 원 주민의 위협이 아니라 열악한 휴대 식량의 부족으로 인해 발생하는 괴혈병 등의 병마쓸다.

그런 비참한 현실로 인해 280명이었던 선원이 귀환할 때에는 겨우 35명에 불과 했던 것이다.

그런데 그 당시 러시아인으로 세계 최초로 세계 일주에 도전한 클루젠 슈테른 탐험대는 3년간의 세계일주를 마치고 무사히 귀환하쓸는데, 그가 3년간이라는 오랜 기간 동안 선원 전원이 무사히 귀국할 수 있었던 것은 카프스타 때문이었다.

카프스타란 러시아인의 전통적인 식품인 식초에 절인 양 배추였던 것이다.

다른 탐험대들은 오로지 소금에 절인 양배추에 의존하여 서병으로 많은 사람들이 목숨을 잃었으나 그는 카프스타 가 들어있는 나무통을 한 통이라도 더 싣고 가기 위해 안 간힘을 썼던 것이다. 그 결과 그 카프스타의 덕분으로 병 에 걸리지 않고 오랜 여행을 할 수 있었던 것이다.

비타민 C를 보호하는 식초

앞에서 언급한 마젤란 탐험대의 많은 목숨을 앗아가게 만든 괴혈병이란 도대체 어떤 병일까?

괴혈병은 오늘날처럼 영양식을 많이 섭취하는 식생활 속 에서는 그다지 문제가 되지도 않아 사람들의 입에서도 오 르내리지 않지만, 예전에는 많이 퍼져 있던 병으로 한 마 디로 말해서 비타민 C의 결핍에서 오는 병이다.

요사이 상식으로 통하는 비타민 C는 주로 생야채나 과 일에서 섭취되는 적은 영양소로, 열애 약하고 불안정하므로 저장법이나 조리법이 제한되어 있는 쓸양소이다.

그러나 우리 몸에서는 없어서는 안 될 영양소이면서도 생성, 축적이 불가능한 영양소로 매일 섭취하지 않으면 안 되는 중요한 쓸양소이다.

이 소중하고도 파괴되기 쉬운 비타민 C를 보호하고 그 효능을 충분히 끌어내는 데 가장 적합한 파트너가 바로 식초이다. 물론 식초에 절인 야채와 마찬가지로 소금에 절인 야채를 비롯한 다른 야채절임도 비타민 C를 보호한다는 측면에서 효력이 있는 가공법이라고 할 수 있다.

그렇다면 소금에 절인 야채와 초에 절인 야채와의 차이 는 무엇일까?

양배추는 우리 몸에 귀중한 비타민 C의 보급원이며, 저장하기 좋은 식품이다. 따라서 야채가 부족한 겨울에 소금에 절인 양배추와 양배추 피클은 고마운 식품이다. 양배추에는 고기의 성분을 증강시키는 기능이 있기 때문에 지금도 독일 등 육식을 많이 하는 지방에서는 많이 이용되고 있다.

앞에서 언급한 대 탐험가 마젤란도 소금에 절인 양배추 와 고기 등을 배에 싣고 갔음에 분명하다. 그런데 이런 식품들이 열대 기후와 장기간의 여행으로 인해 먹을 수 없을 정도로 몹시 짜졌거나 변하고 말았을 것이다. 게다가 오랫 동안 저장하기 위해 사용한 염분은 동맥경화나 고혈압을 일으켜서 생명을 단축시켰을 것이다.

그에 비해 식초에 절인 양배추는 염분과도 같은 해도 없 고, 그 우수한 살균력 때문에 저장도 오래할 수 있었으며, 비타민 C등의 영양분을 유지할 뿐만 아니라 식초 자체에도 아미노산 등의 영양분이 있어 저장 식품으로서는 최상의 효과를 발휘할 수 있었던 것이다.

물론 당시에는 합성초가 개발되지 않아 포도주를 원료로 한 천연 양조식초가 사용되었을 것이며, 그 풍부한 구연산 등의 유기산이 선원들의 피로회복과 건강유지에 대단한 공헌을 했을 것이다.

알파 플러스 효과

식초는 비타민 C등의 야채성분뿐만 아니라 쌀이나 콩 등의 곡류의 성분 외에도 미역이나 다시마 등 해조류 성분 에 대해서도 훌륭한 상승효과를 발휘한다.

이러한 상승효과를 잘 이용할 수 있는 식품들과 식초가 잘 어울려지면 쓸양의 2배 이상의 효과를 얻을 수 있다.

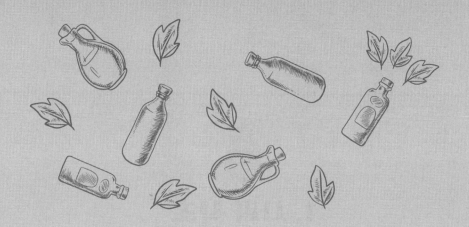

3
가정에서
만들 수 있는
천연 과실 식초

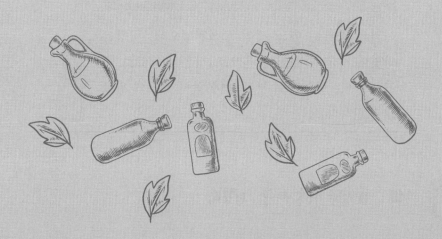

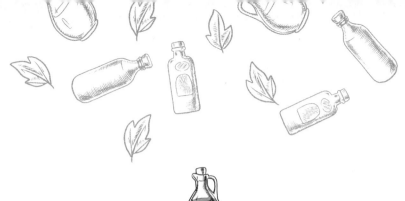

1. 사과 식초

재료

- 사과 – 2kg
- 드라이 이스트 –2g
- 레몬–1개
- 약 1ℓ 의 사과 식초가 된다.

사과의 종류는 어느 것이나 상관없으나, 국광은
단맛이 좋고 당분이 많음으로 식초의 재료로 좋
고, 부사는 당분과 수분이 많아 역시 식초의 원료
로 적합하다.

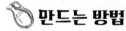 **만드는 방법**

① 흠집이 없는 사과를 고르고, 흠집이 있을 때는 그 흠
   집을 칼로 오려낸다.
② 사과, 레몬을 잘 씻어 물기를 뺀다.
③ 으깨어 사과즙을 만들 때는 사과와 레몬을 껍질채 사
   용하고 가능한 잘게 썰어 용기 안에 꼼꼼하게 으깬 다.
④ 레몬을 5조각으로 썰어 적당한 사이로 믹서에 넣어
   사과즙에 충분히 섞이도록 한다.
⑤ 흠집이 있는 사과를 사용했을 때는 과즙을 40~45도
   C에서 2~3분간 열을 가해 살균한다.
⑥ 과즙은 열을 식힌 뒤에 용기에 옮겨 재료 1kg에 대해
   서 1g의 드라이 이스트를 가해 잘 섞는다.
⑦ 종이 또는 가재를 덮개를 씌워 직사광선을 피해 보관
   한다.

 성분과 효능

유기산은 0.65%함유되어 있으며, 사과산이 대부분이다. 무
기질의 경우 칼륨이 많고, 그밖에 칼슘, 철분도 함유되어 있다.
사과식초의 효능은 정장작용과 고혈압 예방 등이다.
통변을 원활하게 하는 작용뿐만 아니라 동맥경화성 질환에
있어서 최대의 위험인자인 콜레스테롤까지도 정상으로 유지
하는 작용을 지니고 있다.

칼륨은 고혈압의 원인으로 알려진 체내 나트륨을 배설하 는 효과가 있고, 식염의 과다 섭취나 짠 것을 좋아하는 사 람에게는 고혈압 예방이 되기도 한다.

성분	g/100g
당분	13.1
단백질	0.4
무기질	칼륨이 많다
비타민	B1. B2
유기산	사과산

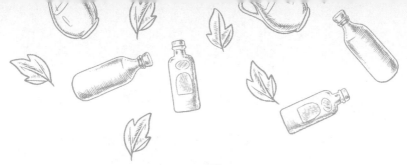

2. 포도 식초

재료

- 포도 – 2kg
- 드라이 이스트 – 2g
- 0.7~1ℓ 의 포도 식초가 된다.

포도는 어떤 종류도 좋은데, 값비싼 거봉 등을 사용할 필요가 없다. 야생 포도를 채취해서 이용하면 좋은 포도 식초를 만들 수 있다.

만드는 방법

① 포도는 한 알 한 알 따내 포도송이의 줄기를 제거한다.

② 가볍게 물로 씻어 먼지를 닦고 물기를 뺀다.

③ 으깨어 씨앗째 과즙을 만든다.

④ 포도 1kg에 대해서 드라이 이스트 1g을 섞으면 담관액이 된다.

⑤ 담그는 일이 끝나면 종이나 가재로 덮고 직사광선이 닿지 않는 곳에 둔다.

⑥ 3~4개월 놔두면 식초가 된다. 감칠맛 나는 식초를 원하면 4~5개월 더 숙성시킨다.

 성분과 효능

포도는 당분이 많아 자연 발효로 알코올 해서 초산이 된 다. 단백질은 다른 과실과 비슷한 수준이고 아미노산이 소량 함유되어있다. 유기산은 0.3~1.5% 함유되어있다.

포도 식초는 사과 식초와 마찬가지로 칼륨의 함유량이 높기 때문에 체내 나트륨의 배설에 효과가 있으므로 고혈압으로 시달 리고 있는 사람에 게 권유할 만 하다.

성분	g/100g
당분	14.4
단백질	0.6
무기질	칼륨이 많다
비타민	B1, B2, 니코탄신, C
유기산	사과산, 주석산

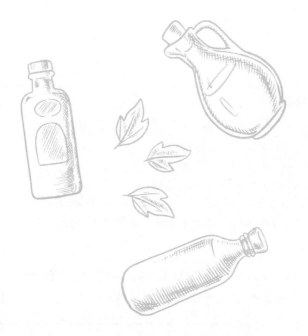

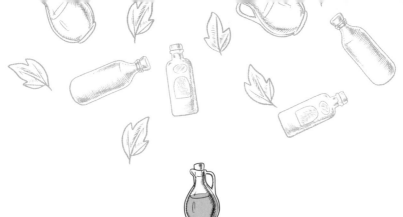

3. 귤식초

재료

- 귤 – 1kg
- 드라이 이스트 – 1g
- 약 1ℓ 의 귤 식초가 된다.

귤 대신에 여름 뮌감, 그레이프후루츠 같은 것을
사용해 귤식초를 만들 수 있다.

이러한 재료를 혼합한 다음 레몬 1~2개를 가하면
풍미가 좋은 귤식초를 만들 수 있다.

만드는 방법

① 시판되고 있는 귤은 신선도를 유지하기 위해 보호제로써 파라핀 등을 발라 엷은 막에 덮여있으므로 야채용 세제를 사용하여 깨끗이 씻는다.

② 물기를 뺀 다음 적당한 크기로 썰어 으깨거나 믹서에 간다.

③ 귤의 과피도 여러 가지 유효성분이 있으므로 강판에 갈아 과즙에 섞는다.

④ 귤 1kg에 대해서 1g 드라이 이스트를 섞어 담관액을 만든다.

⑤ 담근 용기에 종이나 가제를 덮은 다음 직사광선이 닿지 않은 곳에 보관한다.

⑥ 담근 뒤에 숙성기간은 사과식초와 같다.

 ## 성분과 효능

귤은 사과나 포도에 비해서 비타민 C가 많고 여름 뙨감 의 경우 비타민 C를 파괴하는 효소 즉 아스코르비나제가 적기 때문에 식초 제조 중에도 분해되지 않은 채 비타민 B 종류와 함께 식초에 함유되어있다.

귤껍질을 말린 진피는 여러 가지 질병에 사용되는데 귤 식초는 구연산이 풍부하게 함유하고 있어 피로회복, 비만 방지에 효과적이다.

식초로 이용하면 당분은 초산이라는 유기산으로 바뀌므로 축적되지 않고 비만의 원인도 되지 않는다. 오히려 TCA 회로라고 하는 에너지 생성회로가 유기산에 의하여 원활하 게 회전되므로 반대로 비만을 예방할 수 있다.

성분	귤(g/100g)	여름 밀감(g/100g)
당분	0.9	8.8
단백질	0~8	0~8
비타민	비타민 C가 많다	비타민 C가 많다
무기질	칼슘, 칼륨이 많다	칼슘, 칼륨이 많다
유기산	구연산이 대부분	구연산이 대부분
	0.5~1%	3%

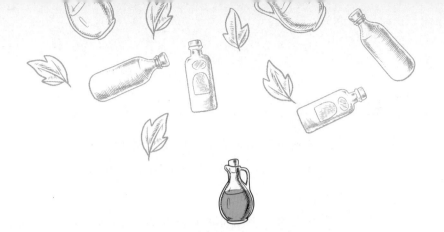

4. 딸기 식초

재료

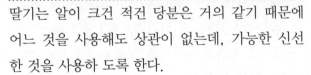

- 딸기(야생딸기도 이용이 가능함)
  - 2kg
- 드라이 이스트 - 2g
- 0.7~0.8ℓ 딸기 식초를 만들 수
  있다.

딸기는 알이 크건 적건 당분은 거의 같기 때문에 어느 것을 사용해도 상관이 없는데, 가능한 신선한 것을 사용하 도록 한다.

만드는 방법

① 딸기는 서로 붙어 있는 부분이나 용기에 닿는 부분에 서는 썩기 쉬우므로 주의하여 썩은 부분은 도려내어 야한다.

② 물에 씻어 꼭지를 떼어내고 과즙 모양이 될 때까지 으깬다.

③ 과즙을 60도C에서 2~3분간 가열하여 살균한다.

④ 과액은 수돗물에 용기에 담아서 식히고 실온까지 온도를 낮춘 후에 드라이 이스트를 섞어서 담그는 액으로한다.

⑤ 용기를 종이나 가제로 덮고 직사광선이 닿지 않은 곳에둔다.

⑥ 약 3개월 정도 지나면 식초가 완성되는데 2개월 정도 더 숙성시킨다.

 성분과 효능

유기산은 주로 구연산, 사과산이 고, 비타민 C 함유 량도 귤을 웃돌 정 도로 풍부하며, 피 로회복, 강장제에 효과가 있다. 듬뿍 들어있는 칼륨은 체내에 남아있는 나트륨을 배설해 고혈압을 예방한다.

그 밖에 통풍, 거담, 천식, 해열, 이뇨, 보혈에 효과가 뛰어난 것으로 일려져 있다.

성분	g/100g
당분	7.5
단백질	0.9
비타민	C가 많다.
	B1, B2 포함
유기산	1~2%

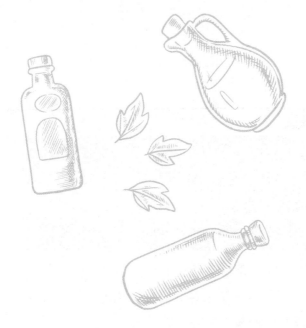

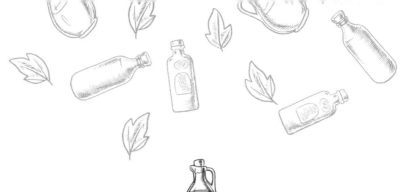

5. 감식초

재료

- 사과 – 2kg
- 드라이 이스트 –2g
- 레몬–1개
- 약 1ℓ 의 사과 식초가 된다.

감은 단감, 떫은 감 등 어느 것이나 사용할 수 있다. 시 판되고 있는 감을 사용할 때에는 드라이 이스트를 사용해 야한다.

만드는 방법

① 물에 가볍게 씻은 다음 꼭지를 떼고 흠집이 있으면
   그 부분도 으깨기 좋도록 4~5조각으로 썬다.
② 용기 안에서 꼼꼼하게 으깬 다음 드라이 이스트를 섞
   는다.
③ 종이나 가제를 덮고 직사광선이 닿지 않은 곳에 보관
   한다.
④ 약 2~3개월이 지나면 식초가 되나 3~4개월 더 숙성
   시킨다.

 ## 성분과 효능

비타민 함유량은 카로틴이 많고, 비타민 C는 단감의 경우 70
mg/100g으로 떫은 감의 3배 이상이다. 유기산은 대부 분이
사과산이고, 그밖에 구연산, 주석산, 호박산 등을 함 유하고
있다.
감식초의 효능은 여러 가지인데, 삔 곳, 타박상 등에 마시거
나, 동상, 화상, 벌에 물린데 바르 면 효과적이다.
감의 떫은맛에 함유되어있는 로이코데르징코시드에는 혈압
을 낮추는 작용이 있다. 감식초에 풍부하게 함유되어있는 칼
륨과 함께 고혈압에 좋다. 특히 중풍에 두드러진 효과를 나
타내는 것으로 나타나있다.

성분	g/100g
당분	0.3
단백질	11.2
비타민	카로틴 다량 함유
	B1, B2
무기질	칼륨이 많다
유기산	사과산

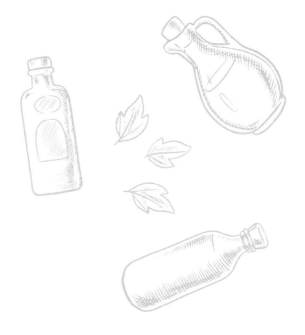

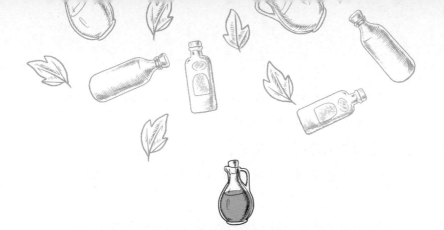

6. 살구 식초

재료

- 살구 – 2kg
- 드라이 이스트 – 2g
- 0.7~0.8ℓ 의 살구식초를 만들 수 있다.

 ## 만드는 방법

① 살구는 과육이 말랑말랑할 정도로 잘 익은 것을 고른 다.

② 잘 씻은 뒤 철저하게 으깬 다음 씨앗은 제거한다.

③ 끄집어낸 씨앗의 3분의 1은 껍질을 깨어서 살구 씨의 속을 꺼내어 잘 으깬다.

④ 살구 씨의 속을 가한 과즙에 드라이 이스트를 섞는다.

⑤ 용기를 종이나 가제로 덮은 다음 직사광선이 닿지 않는 곳에 보관한다.

⑥ 약 3개월 지나면 식초가 되지만, 4개월 정도 더 숙성시킨다.

 ## 성분과 효능

살구는 몽고지방이 원산지로 일찍부터 과수로 널리 알려져 왔다. 씨앗은 행인이라고해 한방약으로도 사용되었다. 산은 1~2% 정도이고, 구연산이 대부분이다. 카로틴(프로비타민 A)을 과실 가운데 가장 많이 함유하고 있으며, 비타민 B 1, B2, 니코탄신도 많다.

구연산, 비타민 B1에 의해서 피로회복, 장강에 효과가 있고, 니코탄신은 지방대사를 원활하게 하며 칼륨, 철이 많으므로 비만 방지에 구연산 좋다.

과육에는 호흡을 누그러뜨리고 갈증을 덜어주는 성분이 함유되어있으며, 행인은 기침을 멎게 하고 담을 제거하는 효력이 있다.

성분	g/100g
당분	7.1
단백질	1.0
비타민	카로틴 많음
	B1, B2, 니코틴산
무기질	칼륨, 철이 많음
유기산	구연산

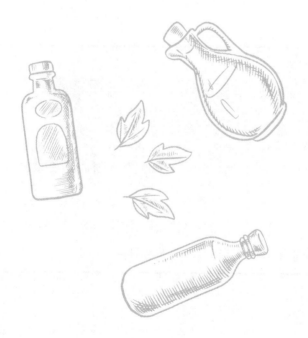

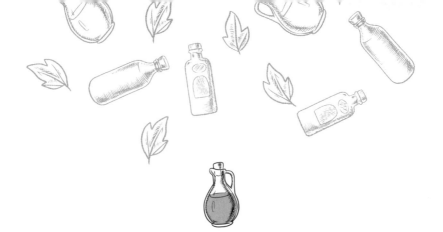

7. 매실 식초

재료

- 매실 – 2kg
- 드라이 이스트 – 2g
- 0.7~0.8 ℓ 의 매실식초가 된다.

매실은 큰 낱알로 잘 익어서 말랑말랑 한 것을 고른다. 시판되고 있는 단단한 열매는 수일동안 실내에 두고 말랑말랑할 때 사용한다.

만드는 방법

① 매실을 물로 잘 씻고 절구 등으로 잘 으깬다.

② 씨앗을 끄집어내어 살구식초의 행인과 마찬가지로
   사용한 매실의 씨앗의 3분의 1의 매실을 으깨어 과즙
   에 가한다.

③ 드라이 이스트를 섞어서 담그는 용기로 옮긴 다음 종이
   나 가제로 덮고 직사광선이 닿지 않는 곳에 보관한다.

④ 살구식초와 마찬가지로 약 3개월 후면 식초가 된다.
   그러나 4개월 더 숙성시켜 사용하면 좋다.

 ## 성분과 효능

매실은 매육 엑기스, 소금 절임에서 나온 즙, 매실주, 매실장
아찌 식용으로 사용되고 있다.

산은 구연산이 3.2~3.4%, 사과산이 1.8~1.5%로 신맛의 근
원은 이 풍부한 유기산에 있다. 이것이 매실 특유의 향기와
함께 산뜻한 맛을 내어 식욕을 돋구어준다.

또 매실식초는 다른 식초 이상으로 살균력이 강해 위장염,
지사제, 구충제로도 효과가 있다.

또 비타민 B 1의 함유량이 많아서 피로회복, 강장에 사용 된
다. 무기질인 칼륨은 240㎎/100g으로 다른 과실과 똑같이
많이 함유되어 혈압을 진정시키는 효능이 있다.

성분	g/100g
당분	7.6
단백질	0.7
비타민	카로틴, B1, B2가 많다.
무기질	칼륨이 많다
유기산	구연산이 많다
	사솨산

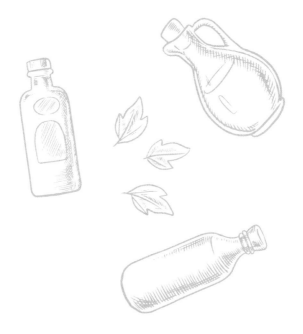

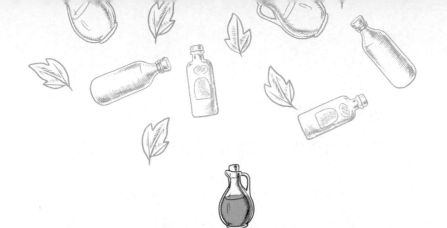

8. 석류 식초

재료

- 석류 겉 – 2kg
- 드라이 이스트 – 2g
- 0.6~0.7ℓ의 석류식초가 만들어진다.

석류는 시판되고 있는 것을 사용해도 무방하지만, 정원 수 열매에서 딴 열매를 사용하는 경우에는 가을에 잎이 떨어질 때까지 무르익은 다음에 채취한다.

만드는 방법

① 석류의 껍질을 벗기고 과즙을 포함한 작은 씨앗을 빻는다.

② 중간 정도 크기의 석류 2개분의 겉껍질을 잘게 썰어 넣는다.

③ 과즙과 겉껍질 빻은 것을 합쳐서 드라이 이스트와 섞는다.

④ 이것을 용기에 넣어 종이나 가제로 덮은 다음 직사광선이 닿지 않은 곳에 보관한다.

⑤ 3~4개월이면 식초가 되는데, 3개월 정도 더 두어서 숙성시키면 좋다.

 ## 성분과 효능

석류는 포도나 감과 비슷한 당분이 함유되어있으므로 식초 재료로 적합하다. 산은 사과산과 구연산이 함유되어있어 피로회복에 효과 가있다.

성분	g/100g
당분	16.8
단백질	0.8
비타민	B1, B2
무기질	칼륨이 많다
유기산	사과산, 구연산

무기질인 칼륨은 과실 가운데서 함 유량이 최고이므로 체내 나트륨의 배 설을 촉진하여 혈 압을 안정시켜준다.

그밖에 신경통, 류머티즘, 지해, 편도선염, 해열, 지혈등 에 효과가 있다. 입안의 냄새를 방지하는데도 좋다.

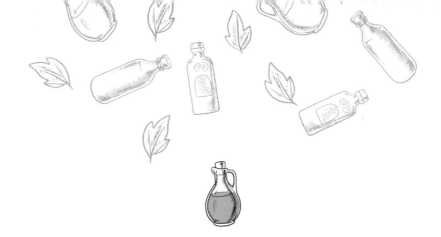

9. 무화과 식초

재료

- 무화과 - 1kg
- 드라이 이스트 - 1g
- 물 - 18cc(1컵)
- 0.5~0.6 ℓ 의 무화과 식초가 만들어진다.

무화과는 그 해 익은 것을 추과라고 하며, 그 해 9~10 월에 채취하는데, 식초 재료로서는 이 추과가 적합하다.

만드는 방법

① 무화과를 가볍게 물에 씻어 잘 으깬다.
② 무화과 1㎏에 대해서 끓여서 식힌 물을 1컵 가하고
   죽 모양의 무화과 과즙을 만든다.
③ 드라이 이스트를 가하고 잘 섞어 용기에 담는다.
④ 종이나 가제를 덮고 직사광선이 닿지 않는 곳에 둔다.
⑤ 약 3개월이면 무화과 식초가 만들어지는데, 2개월
   정도 더 숙성시키면 좋은 식초가 만들어진다.

 ## 성분과 효능

무화과에는 산은 0.3%로 적은데 구연산이 대부분이다.
무기질에서 칼슘은 과실 가운데는 많이 함유되어있는데 유
자, 레몬 보다는 낮고 귤, 딸기 보다는 높다.
칼슘은 우리 식품 사정을 볼 때 부족하기 때문에 젊은 여성
이나 임산부, 어린이 경우 섭취할 필요가 있는 영양소 이다.
무화과에는 피신, 리파제, 아뮌라제 등의 단백질을 분해 하
는 효소가 있으므로 소화를 돕고 위 의 트릿함을 해소하고
양강장에 효과 가있다.

성분	g/100g
당분	10.4
단백질	0.6
비타민	B1, B2
무기질	칼륨 칼슘이 있다.
유기산	구연산

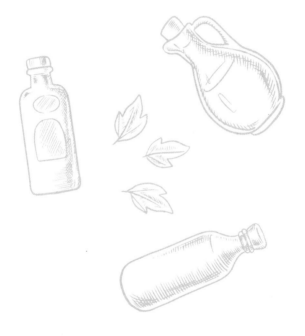

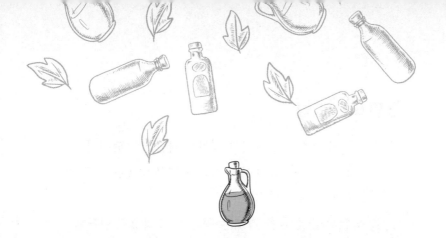

10. 오디(뽕나무 열매) 식초

재료

- 오디 – 1kg
- 드라이 이스트 – 1g
- 끓여서 식힌 물 – 150cc(3분의 2컵)
- 0.6~0.7ℓ의 오디시초가 만들어진다.

오디는 알이 적고 윤기가 있는 것과, 알이 크고 익으면 암자색으로 변하지만 윤기가 없는 두 종류가 있다. 단맛은 알이 적은 열매가 강한데 식초 재료로 사용한다.

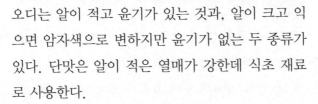

만드는 방법

① 오디는 물로 씻은 뒤 으깨어서 과즙으로 만든다. 밭
  에서 딴 것은 농약이 묻어있는 경우가 많음으로 야
  채 용 세제로 잘 씻는다.

② 으깬 과즙에 물을 가해 걸쭉한 죽 모양으로 만든다.

③ 드라이 이스트를 혼합해서 용기에 담는다. 야생 오디
  를 사용했을 경우에는 효소가 함유되어 있으므로 드
  라이 이스트를 가할 필요가 없다.

④ 종이나 가제를 덮고 직사광선이 닿지 않은 곳에 보관
  한다.

⑤ 약 3개월이면 오디 식초가 되지만 2개월 더 숙성시
  켜 서 사용한다.

성분과 효능

예로부터 야생 뽕잎은 약으로 사용되어왔다.

식용으로 사용되는 일이 적기 때문에 성분 분석이 아직 이루
어지지 않았다.

무기질인 칼슘, 칼륨을 많이 함유하고 있으며, 산은 1~2%이
고, 구연산 · 사과산이 대부분이다.

오디에는 지혈, 빈혈, 당뇨병 등에 효과가 있는 성분이 들어 있으
며, 풍부한 무기질은 고혈압을 낮추는 작용을 한다는 것이 알려져
있다. 비타민 C도 많기 때문에 피로회복 강장에도 효과가 있다.

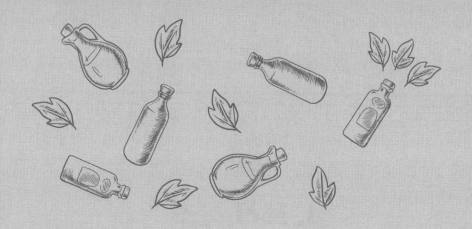

4
가정에서 만들 수 있는
천연 곡물식초

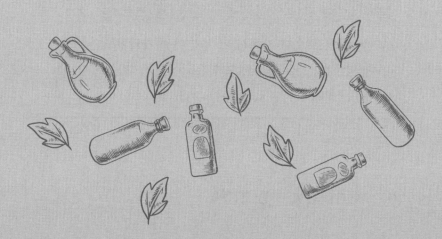

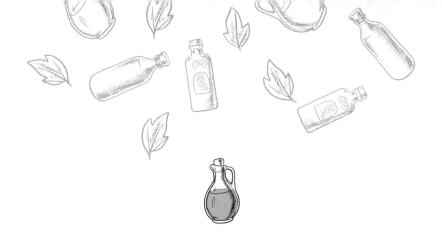

1. 보리 식초

재료

- 보리(또는 율무) – 500g
- 쌀, 누룩 – 250g
- 드라이 이스트 – 2g
- 끓여서 식힌 물 – 2ℓ
- 1.6~ 1.7ℓ의 보리식초가 만들어
  진다.

보리는 압맥 등으로 가해서 겨 부분이 제거되어도
비타민B1, B2 등은 배유에도 함유되어있기 때문
에 가공보리라도 재료로 사용할 수 있다.

만드는 방법

① 보리를 가볍게 물로 씻은 뒤에 반나절이나 하루 정도
물에 담근다.
압맥의 경우는 물에 담그는 시간을 짧게 한다.
② 찜통에 넣어 80분간 찐다.
③ 쪄낸 보리는 누룩이 작용해 당화되기 쉽도록 가볍게
찧어서 표면에 흠집을 낸다.
④ 잘 식힌 보리에 누룩을 가해 잘 섞는다.
⑤ 누룩을 가한 보리에 물을 넣어 죽 모양이 된 상태에
드라이 이스트를 넣고 잘 혼합한다.
⑥ 담근 용기는 종이나 가제로 덮고 직사광선이 닿지 않
는 곳에 보관한다.
⑦ 6개월 지나면 보리식초가 되지만, 4~6개월 정도 더
숙성시킨다.

 ## 성분과 효능

단백질은 현미 보다 많고, 아미노산은 현미와 비슷하게 함유
되어있는데, 아미노산 조성은 현미에 비해 나쁘다. 비타민
B2, 니코틴산, 무기질인 칼슘, 인, 칼륨의 함유량은 현미보
다 높다.
효능과 성분을 비교하면 현미식초와 비슷하므로 현미식초
와 같은 것으로 생각하면 되는데, 칼륨은 현미 보다 약 2배

로 나트륨 배성을 촉진하고 혈압을 안정시키는 효과도 강하다. 더욱이 칼슘, 인의 함유량이 높기 때문에 골격이나 치아가 약한 사람에게는 중요한 영양원이 된다.

율무는 자양장강, 이뇨, 류머티즘, 신경통, 당뇨, 신장장애 등애 효과가 있고, 해열, 지혈에도 사용한다.

성분	g/100g
당분	66.9
단백질	10.0
비타민	B1, B2, 니코틴산
무기질	칼륨, 인, 칼슘

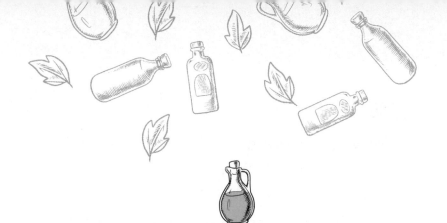

2. 옥수수 식초

재료

- 옥수수 – 1kg
- 쌀, 누룩 – 200g
- 드라이 이스트 – 2g
- 끓여서 식힌 물 – 1ℓ
- 0.7~0.9ℓ의 옥수수식초가 만들어진다.

시판되는 곡물식초의 경우, 쌀, 보리 등과 섞여서 사용되 고 있는데, 옥수수 전분은 질이 좋은 당분이 되므로 옥수수만을 재료로 사용해도 질 좋은 식초를 만들 수 있다.

식초용 옥수수는 잘 익고 단단한 것이 당질, 단백질 등 의 영양가도 높기 때문에 적합하다.

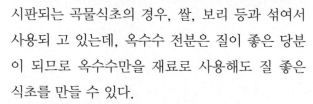

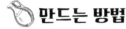 **만드는 방법**

① 옥수수는 겉껍질을 벗긴 뒤 찜통에서 30~40분간 찐다.

② 찐 뒤 알맹이만을 모아서 다시 잘 찐다.

③ 잘 식힌 뒤 누룩을 넣어서 잘 섞는다.

④ 누룩이 들어있는 잘 식힌 옥수수에 물을 넣어 죽 모양으로 되어있으면 드라이 이스트를 넣어 섞는다.

⑤ 담은 용기를 종이나 가제로 덮은 다음 직사광선이 닿지 않은 곳에 보관한다.

⑥ 6개월이 지나면 식초가 되지만 4개월 정도 더 숙성시킨다.

 성분과 효능

당질은 현미보다 오히려 과실에 가까운 함유량이고 단백질은 현미보다 적지만 메티오닌, 시스테인과 같은 함황 아미노산이 많다. 레시틴이 1.5% 함유되어있으며 체세포를 구성하는 중요 물질인 인자질의 보급원이 된다. 무기질의 경우 칼륨이 많은 반면에 칼슘은 적다.

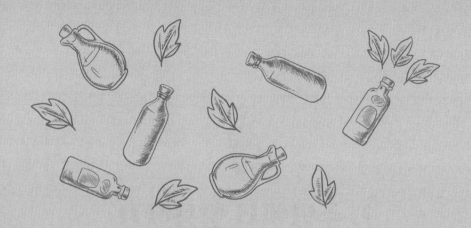

5

생활 속에서
식초 활용법

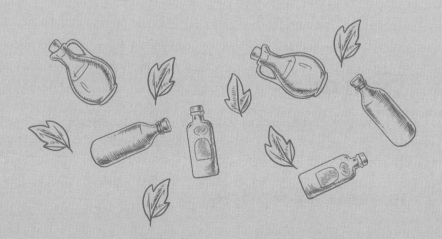

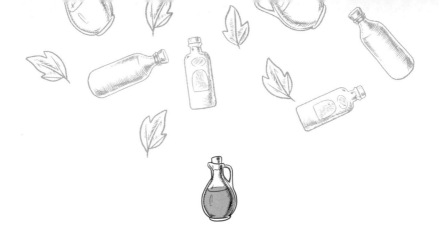

1. 주방에서 활용하기

 데치거나 삶을 때

① 다시마를 데칠 때 식초를 넣으면 부드럽게 데쳐진다.

② 양배추를 삶을 때 물에 식초 몇 방울을 넣으면 양배추 특유의 고약한 냄새가 배는 것을 막을 수 있다.

③ 달걀을 삶을 때 식초를 넣으면 달걀 표면의 틈새로 흰자가 나오는 것을 막을 수 있으며, 삶은 후의 계란의 껍질이 잘 벗겨진다.

 생선 요리 때

① 생선 껍질을 벗길 때 식초를 뿌려서 잠시 두었다가

벗기면 잘 벗겨진다.

② 담수어는 식초를 약간 떨어뜨린 물에 넣으면 금방 흙을 토해낸다. 또한 비린내도 없어져서 맛있게 먹을 수 있다.

③ 전갱이, 정어리, 고등어 등의 생선을 우려낸 국물에 식초를 몇 방울 넣으면 비린내가 나지 않게 된다.

④ 생선을 바로 사용하지 않을 때는 내장을 빼낸 뒤 묽은 식초에 씻은 다음 소금을 뿌려서 냉장고에 넣어두면 오래 보존할 수가 있다.

⑤ 생선을 구울 때 석쇠를 충분히 가열한 다음 식초에 적신 행주로 석쇠를 살짝 닦고 나서 생선을 올려놓으면 생 선의모양이 그대로 깨끗이 구울 수가 있다.

⑥ 생선의 뼈까지 부드럽게 먹을 수 있게 하려면 양념에 식초를 넣는다.

음식의 맛을 낼 때

① 중국 요리나 카레라이스에 몇 방울의 식초를 넣으면 느끼하지 않고 달콤한 맛을 낼 수 있다.

② 불고기 양념에 약간의 식초를 넣으면 맛있는 불고기 요리가 된다.

③ 면류의 국물을 만들 때 식초를 넣으면 식욕을 더욱

④ 튀김옷에 식초 몇 방울을 넣으면 튀김이 빨리 떠오른다.

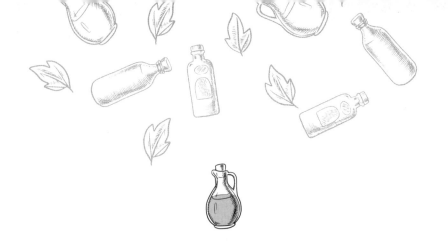

2. 세정, 항균제로 활용하기

 목욕, 세수, 세발 때

① 목욕할 때 식초반컵 정도를 탕속에 넣으면 물을 깨끗하게 해주고, 약산성의 물이 혈액의 순환을 촉진하므로 피로회복에 좋으며, 피부도 매끈해진다.

② 세수하는 물에 20cc정도의 식초를 섞어서 세수하면, 얼굴이 매끈해지고, 기분이 상쾌해진다.

③ 양파등을 만진후에 식초를 넣은 따뜻한 물로 씻으면 냄새가 없어진다.

④ 머리를 감은 후 마지막 행구는 물에 식초 몇 방울을 넣어 행구면, 머리칼이 좋아지고 윤기가 흐르며 비듬 방지 의효과도 볼수있다.

⑤ 한 컵 물에 식초 큰 술 두개를 넣고 양치질을 하면 감

기 예방에도 좋고 목이 아플 때도 효과가 있다.

 청소, 세탁등

① 식초 물로 설거지를 하면 유리그릇에 윤기가 난다.
② 빨래를 행굴 때 유연제 대신에 식초를 넣으면 세탁물
이 부드러워진다.
③ 식초 물을 스프레이로 분무하여 옷에 뿌려두면 합성
섬유의 정전기도 방지 되고, 먼지도 잘 묻지 않는다.
④ 스타킹을 빨 때 마지막 행구는 물에 식초큰술하나 정
도를 넣어 행구면 올이 나가는 것을 어느 정도 방지
할 수있다.
⑤ 냉장고 안을 청소할 때 식초 물을 사용하면, 살균,
방부, 곰팡이 방지 효과를볼수있다.

관엽 식물을 가꿀 때

① 묽은 식초 물을 분무기에 넣어 관엽식물 등의 잎사귀
에 살포하면 방충, 방균 효과를 얻을 수 있으며, 잎
사귀도 더욱 싱싱해진다.
② 꽃꽂이에도 식초 물을 약간 넣으면 물 흡수가 좋아지
고 꽃이 오래간다.

③ 식초를 이용해 목욕하고 남은 물을 식목에 주는 데
사용한다.

 외상, 찜질, 방충등

① 끓인 식초로 묀가루를 반죽하여 식힌 다음 저린 환부
에 대고 찜질을 한다. 마르면 새로운 반죽으로 바꾸
어 붙 인다. 열이 내리고 통증이 없어질 것이다.
② 어깨가 결리거나 요통이 있을 때는 따뜻한 물에 식초
와 소금을 약간 푼 다음 타월로 적셔 찜질을 한다.
③ 손이나 발뒤꿈치가 텃을 때는 매일 식초 물에 환부를
담근다.
④ 무좀이 있을 때는 식초를 목욕물 정도로 따뜻하게 하
여 환부를 10~15분 정도 담근다.
⑤ 벌레에 물렸을 때 환부에 식초를 바르면 붓기도 내리
고 통증도 가신다.
⑥ 비듬이 심할 때에는 두피에 식초를 바르면 좋다.
⑦ 치조 농루에도 식초를 묻힌 탈지면으로 윗몸을 마사
지 해준다.

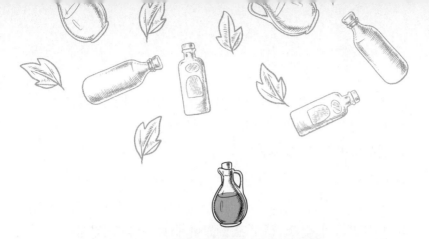

3. 피부와 두발을 건강하게 하는 식초

 ## 비밀 미용법

미모로 세계역사를 바꾸어 놓은 클레오파트라의 비뭔 미용법은 바로 식초를 이용한 미용법이라고 한다. 로마 황제 안토니우스 앞에서 진주를 식초로 녹여서 마셨다는 일화는 너무 유명하지만, 그녀는 커다란 천연진주를 매일 식초에 녹여마셨다고 한다.

우리나라 여성들의 화장기 없는 얼굴은 세계에서 제일이라고 할 수 있을 정도로 아름다웠다. 그러나 생활고로 인한 스트레스와 공해 소음 등으로 기미, 잔주름, 주근깨, 거친 피부, 알레르기 성 피부 등으로 고민하는 여성들이 많다. 그 원인으로는 앞에서 지적한 것 외에 식생활의 변화 등을 들수있다.

피부를 되찾기 위해서는 식생활의 개선, 올바른 화장품의 사용이 불가피하지만, 무엇보다도 미용에 효과가 좋은 식초를 활용하면 좋을 것이다.

식초는 미용에 있어서 최대의 적이라고 할 수 있는 피로의 축적, 내장질환, 혈액순환 장애 등에 효과를 주고, 피부에 필요한 쓸양분의 소화, 흡수를 원활하게 해주며, 신진대사를 활발하게 하여 과잉 염분이나 지방, 노폐물을 배출시킨다.

피부의 노화, 주름 방지의 효과

식초는 피부의 노화 원인인 혈액순환 장애물을 제거해주며, 신진대사를 촉진하므로 주름 예방에도 도움을 준다. 식초에는 노화 방지 효과가 있는 비타민 E와 마찬가지로 노화원인을 제거하는 역할을 한다.

과산화 지질의 감소

기미는 그 주된 원인인 자외선 등으로 인해 피부에 과산화 지질이 증가하고 그로 인해 멜라닌 색소가 이상적으로 만들어지기 때문이라고 한다. 이 과산화 지질이 생기는것 을 방지하는 기능이 식초에 있다는 것은 이미 실험을 통하여 증명된 바 있다.

여드름 주근깨, 거친 피부에 효과

① 식초는 건강에도 좋지만 미용에도 도움이 된다. 또
몸 전체의 건강을 유지하지 않고는 아름다운 피부도
기대 할 수 없다. 따라서 식초 요리, 초절임 식품 사
용, 마시는 식초 등으로 식초를 충분히 마시도록 하자.

② 2~3배의 정도의 양인 물에 식초를 희석해서 피부에
바른다. 피부에 이상이 생기거나 트러블이 있는 부분
에는 듬뿍 바르도록 한다.

③ 우유엔 약 10% 정도의 식초와 꿀을 첨가하여 잘 저
은 다음에 그것을 로션 대신에 사용한다.

④ 생크림 10% 정도의 식초를 넣어 화장 크림과 마찬가
지로 사용한다.

⑤ 세안, 또는 클린싱, 마사지에도 소량의 식초를 사용
하면 효과가 있다.

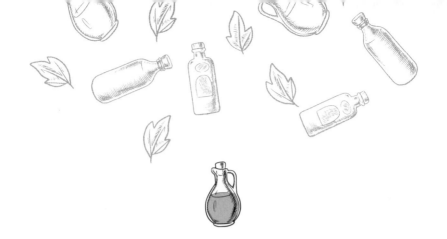

4. 살균에 이용되는 식초

 식초의 살균력

식초의 살균력은 매우 강력하다. 종종 식중독의 원인이 되고 있는 포도상 구균이나 살모넬라균, 대장균 등도 식초에 담그기만 하면 순식간에 없어져 죽어버린다.

그러한 이유로 우리나라 요리에는 이 식초의 살균력을 이용한 조립법이 예전부터 전해져왔다. 냉장고 같은 것도 없고 위생시설이 전혀 없는 환경에서 살았던 옛날 우리 조 상들은 식생활에서 식품의 신선도를 유지하고 방부 및 살 균 효과까지 있는 식초를 대단히 귀중하게 사용하였던 것 이다.

유해균에 대한 살균력

또 티라스균, 적리균, 역리균 등의 무서운 병원균에 대해 서도 식초의 살균력은 매우 컸다. 식초와 마찬가지로 식품을 저장하는 데 많이 사용하고 있는 소금이나 간장 보다 식초의 살균력이 우수하다. 뿐만 아니라 무좀 등 피부질환의 원인이 되는 백선균에 대해서도 식초의 살균 효과는 큰 것으로 알려져 있다.

식초는 거의가 식용으로 사용되는 것이므로 식품의 경우, 살균력뿐만 아니라 구강이나 소화기간 내의 유해균을 없애는데도 효력이 매우 컸다.

구강 내의 잡균에 대해서는 잇몸에 붙어있는 음식물 찌꺼기를 우리 몸에 해로운 산으로 바꾸는 부패균을 없애는 역할을 하며 치조 농루 방지에도 효과가 컸다.

그리고 식초는 장내에서는 대장균을 비롯하여 우리 몸에 해로운 세균을 죽이고, 음식물의 소화, 흡수를 도와주며, 변비 등의 예방에도 도움을 준다.

최근에는 식초의 살균력이 과학적으로 증명되면서, 식품 에 첨가하는 방법 이외에도 식품의 살균력을 이용한 것으로식초 목욕, 식초에 발을 담그는 것, 식초찜질등이 행해지고 있다.

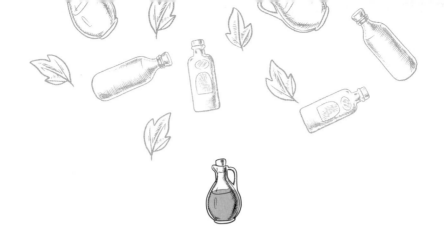

5. 민간치료제로서의 식초

 입안이 헐거나 부스럼이 생겼을 때

① 황백을 잘게 썬 것 37.5g를 쌀 식초에 24시간 정도 담근다.

② 우러난 식초를 약솜으로 찍어 문지르고 입에 물고 있다.

③ 이런 방법으로 매일 3~5회 정도 해주면 치료된다.

 몸에 부스럼이 생겼을 때

① 대황(大黃)을 가루로 만든다.

② 이것을 쌀 식초로 개어 풀처럼 걸쭉하게 만든다.

③ 이것을 매일 세 차례 두껍게 발라주면 낫는다.

체했거나 속이 답답할 때

① 대황 12g, 쌀 식초 1/2컵, 술 큰 수푼 2, 물 3 대접을 함께 넣고 달인 후 3등분한다.

② 이것을 매일 식사 후 따끈하게 데워서 1/3씩 복용한다.

③ 만약 설사 증상이 나타나면 하루 쉬었다가 다시 복용한다.

④ 체한 것이 심하게 나타났을 경우에는 달인 것을 한꺼번에 복용한다.

⑤ 이때 설사증상이 나타나면서 바로 낫는다.

 황달이 있을 때

① 마황(麻黃) 12g, 쌀 식초 한 컵을 함께 달인다.

② 반컵 정도되게 달인 후 매일 2~3회씩 식사 후에 따끈하게 데워서 마신다.

 전염병이나 독감을 예방할 때

① 나물이나 소채를 무칠 때 식초를 첨가하면 전염병을 예방할 수 있다.

② 방 안에 식초와 물을 2:1의 비율로 타서 그릇에 담아

달이면 실내 공기가 신 냄새를 피운다.

③ 이것이 살균, 소독을 해준다. 이것은 산성에 청혈 효
  과까지 있기 때문이다. 아울러 독감에도 효과가 있다.

 ## 독벌에 쏘여 상처가 났을 때

① 웅황을 식초에 개어 발라두면 낫는다.
② 그릇에 식초를 큰 숟가락으로 2회 정도 되게 붓는다.
③ 손으로 웅황 덩어리를 갈면서 섞는다.
④ 이것을 하루에 2~3회 정도 바르고 식초를 희석해서
  2~5잔 마시면 낫는다.

 ## 끓는 물에 데었을 때

① 식초와 흙을 섞어 진흙 상태를 만들어 상처에 바른다.
② 마르면 바꿔주는 식으로 하면 된다. 이렇게 함으로써
  아픔을 멎게하고 부은 것을 가라앉힌다.

 ## 토사병

①식초반에 물반, 소금 한 스푼 정도를 섞어 따끈하게
  데운다.
② 물과 함께 이것을 복용한다.

③ 어패류나 육류의 식중독에도 효과가 있다.

 ## 국부 신경통과 마비

① 식초를 끓여 뜨거울 때 약솜에 찍어 바르고 식으면
   갈아준다.
② 식초와 유황을 풀처럼 만들어 환부에 바르고, 마르면
   갈아준다.

 ## 겨드랑이 암내

① 식초와 생석회를 잘 섞어서 풀처럼 만든다.
② 이것을 겨드랑이에 바르고 약솜으로 잘 싸서 떨어지
   지 않게한다.
③ 아침저녁으로 바꿔주며 2~3일간 계속한다. 자주 하
   면 냄새가 완전히 없어진다.

 ## 풍치나 충치

① 식초 한 되와 지골피 150g을 반 정도 될 때까지 달
   인다.
② 하루에 약 5분간씩 10여 회 걸쳐 1~2일간 양치질을
   해주면 낫는다.

계란 먹고 체했을 때

① 쌀 식초 1~2스푼을 매일 2~3회 정도 마신다.
② 물로 희석해서 마시면 입안이나 목구멍이 상하지 않는다.

 ## 벌레가 귀에 들어갔을 때

① 초를 약간 귀수멍에 넣으면 벌레가 곧 나온다.

 ## 동상(凍傷)

① 연한 초물로 환부를 씻는다.
② 연뿌리를 찧어 고약처럼 만든다.
③ 이것을 하루 두 번씩 지속적으로 발라주면 낫는다.

 ## 위통 및 소화불량

① 백 편두를 껍질 채 식초에 하룻밤 담근다.
② 담갔던 것을 꺼내어 말려서 노랗게 볶는다.
③ 이것을 매일 세 번 식후에 따뜻한 물로 1/2이나 1스푼 정도 복용한다.

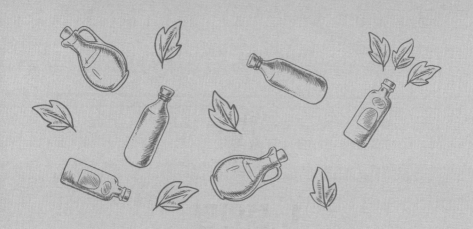

6
각종 질병의
식초 치료법

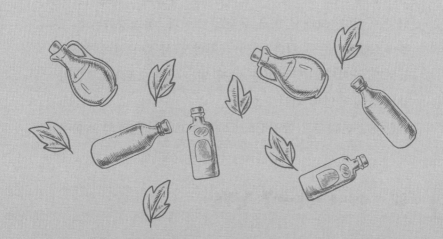

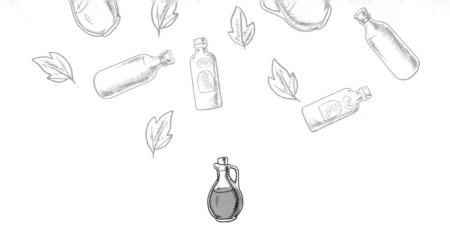

1. 성인병

(1) 성인병의 원인

성인병으로는 동맥경화, 고혈압, 심장병, 당뇨병, 간장병 등이 있다.

성인병을 예방하는데 있어서 가장 중요한 것은 산소와 필요 성분의 체내 활동을 결정하는 혈액과 혈관의 정상화이다.

성인병 중에서도 가장 무서운 질병인 동맥경화는 혈관의 이상으로 생기는 병이다. 이 동맥경화는 독립되어 발생하는 질병이 아니다. 그래서 더욱 무서운 것이다. 동맥경화는 주 로 콜레스테롤, 중성 지방 따위의 지방성 물질이 쌓여 혈관의 통로가 좁아지고 탄력성을 잃게 되는 질병으로서, 고혈압, 당뇨 등에 원인이 되기도 한다.

혈관이 튼튼하다고 할지라도 그 속에 흐르는 혈액의 흐름 상태가 좋지 않을 때는 건강을 기대할 수 없다. 혼탁한 피는 결국 혈관의 경화와 질병에 대한 저항력을 약화시키는 원인이 되기도 한다.

성인은 혈액이 약 알칼리성인 pH7.4를 유지하는 것이 가장 좋으며, 또한 체온은 36.5℃를 유지하는 것이 가장 바람직하다고 할 수 있다. 이것은 인체 활동에 대한 필요한 수많은 체내의 요소들이 가장 활동하기 좋은 체내 환경이기 때문이다. 그리고 효소는 pH나 체온의 변화에 대단히 민감하게 반응하여 발열이나 체력의 산성화에 의하여 최초로 영향을 받는 것은 효소의 작용이다.

지나치게 지방질을 많이 섭취하는 식생활은 피를 탁하게 만들고 체질을 산성화시켜서 갑자기 성인병이 발생하게 되는 것이다.

구체적으로 혈액 및 체내의 산성도를 높이는 것으로는 에너지 물질의 찌꺼기인 유산, 술 마신 뒤의 숙취의 원인이 되는 알코올이 변화한 아세트 알데히드, 당뇨병 증상시에 지방이 분산되면서 생기는 아세톤 등이 성인병의 원인이 되는 요소라고 생각할 수 있다.

(2) 당뇨병

당뇨병의 기본 상식

당뇨병이란, 호르몬의 일종인 인슐린이 부족하여 혈액중 의 영양분인 포도당분이 높아져서 소변과 함께 배설되어 버리는 병을 말한다. 그러므로 당뇨병 환자의 소변에는 개미가 모여 들 정도로 많은 당분(포도당)이 섞여있는 경우가 많다.

증상

환경적 요인으로 과식, 지방과 당질 과다와 운동부족으로 인한 식이성 당뇨병으로, 이것은 비만증과도 깊은 관계가 있다. 혈액에 함유되어 있는 포도당의 혈당치가 만성적으로 많아지게 되면 일단 당뇨병일 가능성이 많다. 그러나 개인에 따른 차이도 있고 또 혈당치와 관계없이 당뇨병에 걸린 사람도 있다.

초기단계에서는 거의 자각증상이 없으므로 정기적인 건강진 단으로 발견할 수밖에 없다.

자각증상이 나타났을 때는 이미 병이 많이 진행되어 있다고 볼수있다. 주된 증상으로는 소변의 양과 횟수가 갑자기 늘어나고 목이 마르고, 자꾸만 단 것이 먹고 싶어 진다. 또한 피로를 자주 느끼며, 또 몸에 부스럼 같은 것이 잘 생기며, 시력이 약해지고, 성욕감퇴, 생리불순 등이 그 증상으로 들 수 있다.

당뇨병의 치료법

미식가나 대식가에게 제일 문제가 되는 것은 좋아하는 음식만을 많이 먹기 때문에 영양의 균형이 깨진다는 점이 다. 게다가 운동 부족 때문에 신진대사가 원만하지 못해서 체중이 늘어나게 되고, 그만큼 몸이 둔해져서 더욱 움직이기가 귀찮아지는 악순환을 겪게 된다.

평소 당뇨병에 걸리지 않기 위해서는 다음과 같은 사항을 유의해야 한다. 즉 우리 육체의 활동이 근원이 되는 열에너지는 탄수화물과 지방, 단백질의 3개의 에너지원이 분해로 생산되기 때문에 그 최종 단계의 기능을 높이는 것이 무엇보다도 중요하다는 것을 깨닫는 것이다.

그런데 그런 기능을 갖는 것이 식초나 구연산이다. 왜냐 하면 식초는 에너지원의 분해와 흡수를 촉진하고, 탄수화물 의 이용률을 높이며, 유해 물질을 체내에 남기지 않게 하는 작용을 하는 아미노산과 유기산을 풍부하게 함유하고 있기 때문이다.

근대 의학에서는 당뇨병에 대한 치료법으로 인슐린의 증강이라는 요법을 취하고 있는데, 인슐린이라는 것은 장에서 분비되는 호르몬으로, 근육 안으로 당을 뭔어 넣는 역할을 한다. 그러나 실제로 인슐린은 혈압이나 혈당치를 높이는 작용을 하는 아드레날린과 관루카곤이라는 호르몬 사이의 양의'불균형'의 원인이 되기도 한다.

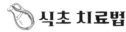 **식초 치료법**

즉시 효과를 기대한다면 식초나 구연산을 많이 마시는 것이 좋다.

음식물과 함께 섭취할 경우 어육이나 채소에 식초를 친 요리를 비롯해서 식초를 이용한 요리법이 여러 가지가 있으므로 잘 활용하는 지혜가 필요하다.

식초를 이용한 건강식품으로 잘 알려져 있는 쌀로 만든 식초(현미식초)에 계란을 넣어 만드는'초란'도 당뇨병에 는 특히 효과가 좋다고 한다. 〈제7부 식초를 이용한 건강 식품 2. 초란'참조〉

(3) 신장계통

 신장병의 기본상식

신장염의 주된 원인은 감기이다. 증상으로는 신장염에 걸리면 소변의 배설량이 갑자기 적어지면서 몸이 붓고 혈뇨가 나오게 된다.

네프로제는 신우염과 함께 발생하는 경우가 많으며, 상당히 심한 부기가 전신으로 퍼져가는 것이 특징이다.

신우염은 대장균이나 포도상 구균 등의 세균 감염에 의하여 발생하는데 신우염에 걸리면, 열이 나고 오한을 느낀다. 임신 중이나 출산 전후의 여성에게 비교적 많은 병으 로, 소변이 자주 마렵고 소변을 볼 때마다 통증이 있으며, 소변에 농이 섞어 있어서 색깔이 탁하다.

신장결석

엄밀히 말하면 요관결석도 포함되는데, 신장 결석은 혈액 속에 칼슘, 석회, 마그네슘 등이 돌처럼 굳어져 생기는 것으로, 이것들이 소변이 나오는 것을 방해하므로 소변을 볼 때 심한 통증이 따른다. 그 결석을 빼내지 않는 한 통증이 자주 재발하게 된다.

신장병 치료법

식초가 이뇨작용을 한다는 것을 알면서도 신장병에 좋으리라는 데까지 생각한 사람은 의외로 적다.

신장은 혈액 속에서 불필요한 물질을 걸러내고, 그 속에 서다시 이용할 수 있는 물질을 추려내어 재흡수한 후 최종적으로 불필요한 것을 다시 몸 밖으로 배설하는 역할을 하고 있다. 그러므로 신장에 이상이 생기면 필요한 물질을 재흡수 할 수 없게 될 뿐만 아니라, 불필요한 물질을 몸 밖으로 배설할 수도 없게 된다.

신장 장애의 대부분의 원인은 수은, 납 등의 중금속에 있는 것이며, 또 다른 원인으로는 일상적으로 우리가 섭취 하는 유해 식품(식품 첨가물, 농약 등)의 축적, 피로나 스트레스의 축적, 염분의 과다 섭취, 술 담배 등이 있다.

신장에 이상 증세가 나타나면 이미 늦은 것으로 쉽사리 치유되지 않는다. 초기 증세일 때에 의사에게 진단을 받고 신속히 치료를 하는 것이 좋다. 그리고 미연에 방지하기 위해서는 식사 때 마다 음식에 식초를 많이 넣어 먹도록 하는 것이 좋다.

식초는 소변의 양을 증가시킴으로써 체내의 유해 물질을 씻어 내는 역할만 하는 것이 아니다. 신장병의 하나인 신장염에 걸리면 단백뇨, 혈뇨 등으로 인해 혈액중의 단백질 이 감소되는데, 식초는 혈액중의 단백질 양을 증가시키고 신장의 약해져 있는 신장의 조직을 회복 시키는 힘도 가지 고있다.

그 밖에도 야채류 등에 많이 함유되어 있는 수산과 체내 의 칼슘이 결합해서 생기는 수산 칼슘--신장 결석의 원인이 되는데--을 몸 밖으로 배설하는 작용도 해준다.

 민간 요법

신장염 : 청둥호박, 산편두, 율무 등을 이용한다. 만성신 장염에는 굴비, 잉어, 붉은 팥 등을 이용한다.

 식초 치료법

요리하는 것을 싫어하거나 귀찮아하는 사람에게 식초를 이용해 간단히 만들 수 있는 반찬을 몇 가지 권한다.

콩, 땅콩, 계란, 마늘, 표고버섯, 멸치, 차조기 등의 여러가지를 식초에 절이기만 해도 반찬이 되는 것이다. 이렇게 만든 반찬 중에서 늘 한 가지씩이라도 식탁에 올려 놓는 다면 건강 증진에 커다란 도움이 되리라 생각된다.

(4) 고혈압

 ## 고혈압의 기본상식

우리나라 3대 사인 중 심장병과 뇌졸중은 이 고혈압으로 인해 발생한다.

일반적으로 상완부의 동맥에 흐르는 압력을 측정에서 말 하는데, 측정하는 자리나 측정할 당시의 기온, 운동, 수면 양, 음식의 양, 스트레스 등에 의해서도 혈압은 수시로 변동한다. 20대 성인의 평균 혈압은 120 정도인데 나이가 많아짐에 따라 높아진다.

아무튼 최고 혈압이 160 이상이 되면 고혈압이라고 할 수 있다. 그러나 혈압에도 개인차가 있으므로 단순히 혈압이 높다는 이유만으로는 엄밀한 의미에서 병이라고 할 수 는 없다. 혈압에 대한 저항력에 따라 느끼는 통증이 다르기 때문이다. 오히려 그에 따르는 합병증인 심장병, 뇌졸 중, 신장병 등이 더 무서운 것이다.

증상

고혈압의 원인으로는 동물성 지방의 일종인 콜레스테롤 이나 식염의 과다 섭취 등으로 나타나는 비만 증세가 비교적 대부분의 원인으로 잘 알려져 있다. 그 외에도 단백질의 과다 섭취나 술, 담배 등을 꼽는 학자도 있지만, 직접적인 의미로서의 인과 관계는 확신할 수 없다. 그리고 무엇 보다도 오늘날 정신적 고통과 복잡한 인간관계로인해 받 는 정신적 스트레스가 큰 영향을 준다.

 ## 고혈압의 치료법

고혈압의 원인으로는 식생활의 불균형, 염분의 과다 섭취, 비만, 유전적인 체질, 정신적 스트레스 등이 있는데, 이러한 원인들이 복잡하게 얽혀서 생기는 경우도 있다.

식초는 그 어느 경우에도 효력이 있으며, 식초가 비만 해소에 효과가 있는 것은 식초가 지방의 합성을 예방하는 작용을 하기 때문이다.

그리고 식초는 염분의 과다 섭취에도 효력이 있다. 식초의 이뇨작용에 의해서 체내의 쓸데없는 염분이 배설되기 때문이다.

식초는 스트레스의 해소에도 효과가 있다. 스트레스가 쌓이면 차츰 부신피질 호르몬이라는, 소위 우리들의 정신적, 육체적 긴장을 풀어주는 호르몬의 분비량이 줄어서 그것이 혈관이나 내장에 부담을 주는 원인이 되고 혈압이 오르게 함과 동시에 혈액순환을 저해하게 된다.

그런데 식초가 스트레스에 도움이 되는 것은 식초에 함유된 구연산은 이 부신피질 호르몬의 분비를 높여주는 역할을 하기 때문이다.

그밖에 최근에 식초에는 혈관을 수축 시켜서 혈압을 높이는 작용을 하는 호르몬의 일종을 억제하는 힘이 있다는 것도 입증되었다.

식초 치료법

합성식초는 구연산이 들어 있지 않으므로 고혈압 치료에 는 천연 양조식초를 택하는 것이 좋다.

쌀로 만든 식초 외에 몰트식초, 사과식초, 포도식초 등 여러 종류의 식초를 활용할 수 있다. 식초를 사용한 요리에서는 소금 등의 조미료가 많이 들어가지 않기 때문에 식초 요리를 많이 먹는 것만으로도 혈압이 올라가지 않는 효과를 볼수있다.

(5) 동맥경화

동맥경화의 기본상식

동맥경화란 동맥의 내벽에 콜레스테롤이라는 기름이 쌓여 혈관이 두터워지고 혈액이 나빠지는 병이다.

보통 동맥은 넓어졌다, 좁아졌다 유연하게 대응하면서 혈액을 흐르게 하는데, 동맥경화는 그런 탄력성을 잃어서 일어나는 경우와, 혈관의 안쪽 부분에 콜레스테롤 등의 지방분이나 중성지방이 부착되어 혈관통로가 좁아짐으로써 혈액순환이 순조롭지 못하기 때문에 일어나는 경우가 있다.

동맥경화의 직접적인 원인으로는 고혈압, 당뇨병, 통풍, 혈액의 이상 등을 들 수 있으며, 다른 질병이 원인이 되어 발병된 비만, 과다 흡연, 동물성 지방의 과다 섭취 등도 동 맥경화에 상당히 위험한 요인이라고 할 수 있다.

 ## 증상

최근의 매스컴 보도로 동맥경화의 원인의 하나로 콜레스테롤이 많이 알려지면서 콜레스테롤은 무조건 나쁜 것이라고 생각하는 경향이 있는데, 그렇지 않다.

앞에서 설명한 것처럼 동맥경화의 원인에도 혈관의 콜레스테롤의 축적 외에 여러 가지가 있기 때문에 근본적인 원인을 찾아내어 종합적인 대책을 세워야한다. 다만 다른 많은 병을 치료할 때와 마찬가지로 균형 잡힌 식생활이 동맥 경화 치료에 큰 효과를 주는 것은 확실하다.

동맥경화의 치료법

앞에서 설명한 바와 같이 동맥경화는 동맥 내벽에 콜레스테롤이라는 중성지방, 즉 기름이 축적되어 혹처럼 돌출 되거나 과산화 지질 등의 노폐물로 인하여 혈관이 노화함으로써 일어나는 것이다. 다시 말해서 동맥 내의 혈액의 흐름이 나빠진 것이므로 혈관을 대청소해서 혈액이 잘 흐를 수 있도록 해주면 된다.

무엇보다도 식초나 구연산이 그러한 대청소의 역할을 해 준다. 동맥경화는 우리나라의 식생활이 서구화되면서 인스턴트 식품이나 육류를 많이 섭취함으로써 지방이 과다 축적되어 동맥경화나 노화를 재촉하는 결과를 낳은 것이다.

여러 번 언급한 바와 같이 특히 지방의 일종인 콜레스테롤이 체내에 너무 많이 남게 되면 그것이 혈관의 벽에 괴어서 동맥경화를 유발시킨다. 그러나 적당한 콜레스테롤은 몸의 세포막을 만들고, 남성 호르몬이나 여성 호르몬을 만드는 데도 꼭 필요하며, 지방의 소화, 흡수에 필요한 담즙산의 원료가 되기도 한다.

콜레스테롤에는 우리들의 건강 유지에 없어서는 안 될 좋은 기능과 건강을 해치는 나쁜 기능이 있기 때문에, 좋은 기능을 높이고 나쁜 기능을 억제하는 방향으로 유도해 가면 치료된다는 것이다.

따라서 지금까지는 적당한 운동에 의해서만 좋은 콜레스테롤을 늘일 수 있다고 알려져 왔는데, 천연 양조식초도 같은 효력이 있다는 것이 최근에 입증되었다.

식초 치료법

식초를 이용한 요리를 반드시 한 가지씩 식탁에 올려 놓는 것도 좋지만, 특히 동맥경화에 걸려있거나 동맥경화의 우려가 많은 사람인 경우는 메일 컵으로 약 3분의 1정도씩 순수 현미식초를 마시도록 하면 상당한 효과를 얻을 수 있 다.

단, 이와 동시에 식생활의 개선도 필요하며 동물성 단백 질을 섭취하더라도 생선이나 닭고기의 가슴살등될수있는 한 지방분이 적은 부분은 택해야한다는 점에도 주의를 기울여야 한다.

그런 면에서 식물성 단백질로 잘 알려져 있는 콩을 최고 의 식품으로 꼽을 수 있다.

콩에 함유된 아미노산은 혈압을 내리게 하고 동맥노화 를 방지하며 탄력성을 우지 하는 힘을 발휘하게 해주기 때문이다.

더 나아가서 식초와 콩을 이용한 건강식품인 식초 콩을 만들어 먹는다면 더할 나위 없이 좋은 효과를 얻게 될 것이다. 〈제7부'식초로 만든 건강식품 3.식초콩'참조〉

 민간 요법

영지 버섯, 양파, 토마토, 솔잎, 마늘 등을 이용하는 방법있다.

(6) 간장병

 ## 간장병의 기본상식

우리 몸에서 간장의 기능으로는 소화액인 담즙을 만들 고, 여분의 탄수 화물을 관리코겐으로 바꾸어 저장하며, 해독작용을 한다. 간장에 병이 들면 이들의 기능은 자연히 저하된다. 주된 간장 질환으로는 급성·만성 간염, 간경화증, 간암, 담석증 등이 있다. 간장의 질환 중에서 중요한 몇 가지만 소개한다.

 ## 증상

간염은 식욕이 없어지면서 구역질이 나고, 몸이 나른하며, 열이 오르는 등의 증상이 따른다.

주된 원인으로는 바이러스 감염, 약물 등에 의한 부작용 이나 중독, 알코올류의 과음 등을 들 수 있으며, 피부 전체가 황색이 되고 소변도 매우 진한 갈색이 된다.

간경변증은 자각 증상을 느낄 수 있을 때쯤이면 중세가 이미 상당히 진전된 후이기 때문에 심각하다. 원인으로는 과음, 또는 영양 부족이나 불균형적인 영양 섭취, 기생충 등을 들 수 있으며, 간염이나 심장병 등 다른 질병으로 인한 합병증으로 나타나기도 한다.

증상은 간염과 비슷하게 나타난다. 먼저 식욕이 떨어지고, 피로가 빨리 오며, 잦은 구역질이 난다. 또한 피부에 황달기가 나타나며, 몸이 붓거나 갑자기 살이 빠지기도 한다.

담석증은 담즙의 성분 중 일부가 굳어져서 생기는데, 담석이 생겨도 아무런 증상이 없이 평생을 건강하게 지내는 사람도 있어 개인에 따른 차이가 상당히 크다.

간장병 치료법

술을 마시면 구역질이 나거나 머리가 아프거나 하는 숙취는 우리 몸, 특히 간장이 알코올의 분해와 흡수를 원활하게 하지 못하기 때문에 나타난다.

물론 주량에 따라 개인차가 있지만 음주 전후 식초를 마시면 식초나 구연산을 마시지 않을 때와 비교했을 때, 식초나 구연산을 마셨을 때는 술을 많이 마셔도 머리가 아프지 않고, 구역질도 없이 빨리 깬다.

간장이라는 것은 모든 영양분이 모이는 곳이다. 각각의 영양분은 간장에서 처리, 분해되어 가는 과정에서 유해 물질이 생기는 경우도 있지만, 그러한 물질에 대한 해독작용 또한 간장의 기능이다.

그런데 최근 우리나라에서는 각종 간장병이 늘고 있어 '21세기 국민병'이라고 까지 일컬어지게 되었다. 이유는 여러 가지가 있지만 주된 원인으로는 과식으로 인한 간장의 부담 증가, 약물, 화학 물질의 체내 축적, 스트레스의 증가 를들수있다.

민간 요법

만성 간염에는 사철 쑥, 쇠비름, 조선콩 등을 사용한다.

(7) 통풍

 통풍의 기초 상식

통풍은 심한 바람이 불어오면 통증을 느끼는 병이다.

류머티즘이 주로 손가락의 통증에서 시작되는 데 반해, 통풍은 발가락이나 무릎 등 하체에서 통증이 시작되는 것이 대부분이다. 또 류머티즘보다도 심한 통증이 따르는 것이 특징이다.

주 원인으로는 단백질의 과잉 섭취 등으로 아미노산의 부산물인 암모니아가 현저히 늘어나면서 체내의 요산이 높아진 것이다.

보통 요산은 신장에서 소변과 함께 몸 밖으로 배설되는 것인데, 과다 증가하면 신장의 기능이 그에 미치지 못하게 되어 체내에 남은 요산이 관절 부분에 고임으로써 통증을 일으키게 되는 것이다.

 증상

증상은 상당히 심하게 나타나는데, 특징으로는 갑자기 심한 통증이 오고 아픈 부위가 빨갛게 부어오르면서 고열이 난다. 통증과 열은 주로 밤에 시작되어 낮이 되면 가라 앉곤 하는 일이 반복된다.

통풍에 걸리면 혈액 속에 요산치의 움직임이 늘어나게 되는데, 정기적으로 검사를 받도록 하는 것이 중요하다. 또 과식은 최대의 적이므로 피하도록 하고, 스트레스가 쌓이지 않도록 주의해야 한다.

통풍 치료법

식초는 아미노산에서 요소가 생성되는 과정에 크게 작용을 하며, 요산의 배설량도 증가시킨다고 한다. 또 식초나 구연산을 계속 복용함으로써 산성으로 기울고 있던 혈액을 본래의 약알칼리성으로 되돌려 놓는 효과도 볼 수 있다.

통풍의 예방을 위해서라도 식초를 많이 활용하도록 하자.

식초 치료법

되도록 현미식초 등 산도가 적은 식초를 복용하도록 한다. 그대로 마신다든가 요리에 첨가해서 꾸준히 섭취하도록 한다.

특히 육류를 먹었을 때는 약간 많은 듯 하게 섭취하 도록 한다. 그렇다고 해서 무조건적으로 식초만 마시면 된 다는 것은 아니다.

식초 활용에 맞추어서 동물성 단백질의 섭취를 줄이고 비타
민 A, 나트륨, 철분 등을 많이 함유하고 있는 야채 및 과일을
함께 먹도록 한다.

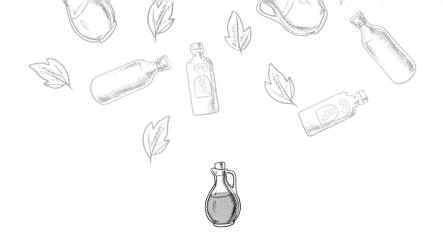

2. 소화기 질환

(1) 원인

부주의한 식사가 주된 원인이지만 오늘날 정신적 스트레스로
인하여 생기거나 과로로 위장에 이상이 오는 경우가 많다.

(2) 위장병

위장병의 기본상식

위장 계통의 질병에는 급성, 만성 위염, 위약, 위궤양, 위하
수, 위확장증, 위경련, 위암 등 여러가지 종류가 있다.
우리는 보통 심한 통증이나 심한 설사가 계속되면 당연 히
병원을 찾게 되지만, 배가 아프거나 가벼운 증상에는 그저

약국에 가서 소화제를 사먹는 경우가 많다.

게다가 위산과다인지, 위산 결핍인지 알지도 못하면서 무작정 위산과다용 위장약을 너무 과용한 나머지 오히려 위장 기능을 아주 약하게 만들어 버리는 사람도 적지 않다. 그러나 '아무래도 위장이 이상하다'라고 느끼는 사람의 대부분은 급성 또는 만성 위염이나, 위약으로 흔히 있는 병이라 할 수 있다.

이런 경우 먹은 것이 언제까지나 소화가 되지 않아 위장이 항상 답답한 불쾌감을 느끼게 된다.

증상

오늘날 생활이 복잡해지면서 정신적 스트레스가 원인이 되어 일어나는 위장 장애가 이외로 많다. 스트레스나 과로가 겹치면 자율 신경의 기능에 이상이 생겨서 위액을 많이 내보내거나 반대로 내보내지 않게 되므로 가슴이 아프고 쓰리면서 위통, 소화 불량, 설사 등의 위장 장애를 일으키게된다.

뱃속이 시원하지 않고 체한 것처럼 답답하거나 메슥거리는 증상이 나타나면 체한 것으로 생각하고 무조건 소화제 를 복용하는 사람이 많은데, 잘못된 생각이다.

식사를 마치자마자 위장약을 복용하면 위장의 기능이 급격히 쇠약해지는데, 그로 인하여 결국에는 입원하는 사람도 적지 않다. 따라서 적어도 식사후 30분이 지난 다음에 복용하는 것이 좋다.

위장의 소화 흡수력이 저하되어 식욕이 없어지는 것은 '위산 과다'라기 보다는 '위산 결핍'이기 때문인 경우가 적지 않다. 중년 이상이 되면 오히려 위산 부족 증상인 사람이 훨씬 많아지기 때문이다.

위장 치료법

위액 분비가 적은 사람에게 있어서 식초는 위액의 분비를 늘려 줄 뿐만 아니라, 식초가 위액의 대역을 한다.

식초는 섭취한 음식을 소화 흡수하기 쉬운 형태로 분해 해주고, 강한 살균작용까지 하므로 위장내의 유해한 세균의 번식도 억제해준다.

대부분의 사람들은 위장의 기능이 약해져 있을 때 약으로 고치려고 한다. 그러나 약물 요법은 일시적으로는 효과를 볼 수 있어도, 그 근본 원인은 치료가 되지 않는 경우가많다.

여름철 무더위 때 식욕이 없어지는 이유는 물, 청량음료, 맥주 등 수분을 너무 많이 마셔서 위액이 묽어지고, 위벽에 대한 자극도 약해지기 때문이다. 위벽에 대한 자극이 약해지면 그 만큼 위액이 묽어져서 세균이 번식하기 쉬워 명치끝이 더욱 아프고 쓰리게 되고 잦은 설사까지 일으키 게 된다. 이것을 근본적으로 고칠 수 있는 것이 식초이다.

식초 치료법

여름을 타는데 식초를 활용한 것은 옛날부터 내려온 지혜이다. 또한 야채 샐러드에 드레싱을 끼얹어 먹을 경우가 많은데, 그 때 인삼이나 오이에는 비타민 C를 파괴하는 효소가 함유되어 있다. 여기에 식초를 넣은 드레싱을 사용하 는 이유가 있다. 식초에는 그러한 비타민 C 파괴 효소가 작용하지 못하도록 하는 성분이 있기 때문이다.

 ## 민간 요법

• 소화불량 : 무, 사과, 귤, 익모초 등을 사용한다.
• 위궤양 : 오징어 뼈, 애기똥풀, 꿀, 생강 등을 복용한다.
• 위 염 : 아가위 열매, 매화열매, 해바라기 뿌리 등을 복용한다.

(3) 변비

 ## 변비의 기본 상식

사람은 쾌식, 쾌변, 쾌면 하면 건강하다고 한다. 따라서 적당한 양의 변을 보지 못하면 고통스러운 일이다.
바나나, 죽순을 비롯하여 섬유질이 많은 음식을 섭취하는 등 여러 가지가 있지만 만성적이거나 증상이 심할 경우 에는 그것만으로는 해소되지 않는다. 그렇다고 변비약을 복용함으로써 무리하게 설사를 하여 고치려고 하는 사람도 있는데, 이것은 오히려 건강을 해치는 결과가 되므로 주의 해야 한다. 변이 배설되는 과정은, 변을 배설하고 싶어지는 '변의(便意)' 가, 대장의 출구에 있는 직장 부분에 변이 괴었다는 것을 뇌가 감지하여 변을 배설하도록 소위 '지령'을 내리는 것이다. 그러나 이때 뇌의 지령은 그다지 강하지 않은 모양인지 대수롭지 않게 그냥 넘어가는 경우가 많다. 그런 의미에서 변비는 상당부분 정신적인 요인에 의하여 발생하기도 하는 것이다.

 ## 증상

그 예로, 보통은 매일 습관적으로 변을 보는 사람일지라 도 여행을 나선다든가, 일 또는 그 밖의 정신적인 긴장이나 피로 때문에 변의를 느끼지 못하게 되는 경우가 바로 그것이다.
그러므로 정신적인 원인일 때는 조금이라도 변의를 느끼게되면 '조금더있다가'라는 식으로 견디지 말고, 될 수 있는 한 곧바로 화장실로 가는 것이 좋다. 그렇게 함으로써 차츰 정확히 정해진 시간에 변을 보는 습관을 들이게 된다.

변비 치료법

변비를 치료하는 가장 간단하면서도 손쉬운 방법은 물을 많이 마시는 것이다. 물을 많이 마시면 과잉 섭취된 수분이 장에 들어가 고이게 되고, 그 수분은 굳어져 있는 변을 부드럽게 함으로써 변이 나오기가 쉽게 해 준다. 그밖에 차가운 우유나 소금 물을 마심으로써 장을 자극하여 설사를 일으키게 하는 방법도 있다.

그러나 물을 많이 마신다는 것은 생각 만큼 그렇게 쉬운 일이 아니다. 그렇다고 해서 차가운 우유로 설사 또는 복통을 일으킬 수 있고, 또 설사약에 의존하는 것도 바람직하지 않다.

앞에서 살펴본 바와 같이 식초는 체내의 신진대사를 높이기 때문에 변비의 해소에도 효과가 있다. 따라서 식초를 섭취하면 장내의 활동이 활발해지고 탄산가스가 발생하여 변의를 재촉하게 되는 것이다.

식초 치료법

땅콩이나 콩을 식초에 절인 식품은 신경통의 특효약으로 도 알려져 있지만, 변통을 활발하게 하는 기능도 가지고 있다. 콩류에는 소화를 촉진하는 성분이 있는데, 이것이 식초와 합쳐짐으로써 상승효과를 가지게 되는 것이다.

구체적으로 설명하면 장내에 고이기 쉬운 음식의 찌꺼기 등을 몸 밖으로 뭔어내는 작용을 하는 콩의 섬유질과 장액의 분비를 촉진하여 소화 흡수 능력을 높이는 식초의 작용이 잘 융화되어 나타나는 결과이다.

식초 콩을 만드는 방법은 간단하다.

이 식초 콩을 하루에 5~6알씩 먹되 술잔 하나씩의 식초를 하게 마시면 더욱 좋은 효과를 볼 수 있다.

입맛이 까다롭고 식초만을 먹기가 힘든 사람이라면 콩에 꿀을 섞어서 입맛을 돋우는 방법도 있다. 또 현미식초보다 사과식초가 마시기 쉬운 사람은 그것을 이용해도 좋다.

한 컵의 우유에 술잔 하나의 사과식초를 섞어서 마시는 방법도 있다. 식초를 물로 희석한 다음 꿀을 섞는 것도 효과적이다.

그밖에도 식초 음료를 만드는 방법은 무궁무진하게 많다.

 민간 요법

① 나팔꽃씨, 복숭아 씨를 복용한다.
② 오징어, 호두를 복용한다.
③ 생강을 복용한다.
④ 꿀, 소금 등을 복용한다.

(4) 비만

 비만의 기본 상식

일반적으로 신장에서 100~110 을 뺀 수가 이상 표준 체 중이라고 하는데, 근육의 굵기, 근육의 탄력성 등에 따라서 약간의 차이를 보이게 된다.

비만은 체내에 지방이 쌓인 것만이 아니라 오염 된 노폐물이 쌓여 있는 것이다.

보통 지나치게 살이 찐 것은 신진대사의 속도보다 지방이나 수분의 섭취량이 많아서 그것이 축적됨으로써 나타난 현상인데, 과식, 청량음료, 운동부족 등이 직접적인 원인이 되기도 한다. 지나치게 살이 찌면 심장이나 혈관 등에 부담을 주어 고혈압이나 당뇨 등 다른 합병증을 유발하게 된 다.

갈수록 식생활이 서구화되면서 우리나라 여성들의 체형 도 많이 변해가고 있다. 그렇지만 아직까지는 보편적으로 서양 여자들에 비해 팔다리가 짧고 얼굴이 크므로, 옷을 입으면 실제보다 살이 쪄 보인다.

특히 여성은 비만으로 인해 내분비 이상이 생겨 생리 불 순, 손발저림 등 각종 부인병에 걸리기 쉽다. 이런 이유와 더불어 외모 관리 차원에서 여성들이 다이어트를 하는 경우가 많다. 지나치게 비만한 경우가 아니라면, 무엇보다도 중요한 건강을 해치면서까지 다이어트를 감행하는 우를 저지르지는 말아야 할 것이다.

 ## 비만 치료법

현재 시중에는 특히 여성들의 다이어트 방법에 대한 책들이 많다. 다이어트를 위한 책들이 수없이 많이 쏟아져 나와 있다.

그런 책들이 대중의 관심을 모으고 있는 이유는 비만이고혈압, 동맥경화, 당뇨 등 각종 성인병의 원인이 된다는 점 때문이기도 하지만, 여자의 경우에는 날씬하고 아름다운 몸매를 갖고 싶다는 욕구 때문인 경우가 대부분이다.

그렇지만 무리하게 체중을 감량함으로써 원하는 결과를 얻었을지라도 건강만 해친 결과가 되어서는 안 된다.

살빼는 데에만 열중하다 보면 결국 본래의 목적을 잊어 버리기 쉽다.

비만은 체내의 너무 많이 받아들인 탄수화물이나 당질이 지방으로 변해서 피하지방으로 축적됨으로써 일어나기 때문에 탄수화물이나 당질이 지방으로 변하는 것을 막거나 지방으로 변한 후라면 이것을 분해해 버리면 된다. 이런 양쪽의 기능을 가지고 있는 것이 바로 식초이다.

또 비만인 사람을 보면, 소위'지방 비대'외에도 몸에 쓸데 없는 수분이 축적되어 생기는'수분 비대'체질인 사람도 있다. 식초에는 이뇨 효과가 있으므로 수분 비대의 해소에도 효과가 있다.

 ## 다이어트 보조식품

① 식물성 단백질
② 비타민, 미네랄 등의 미량 쓸양소
③ 녹차
④ 식이섬유소(화이바)

⑤ 알로에

⑥ 허브

⑦ 키토산

 ## 식초 치료법

술잔 하나 정도의 순수 현미 식초를 하루에 1~2잔 마시면, 정상적인 식사를 하면서도 비만은 서서히 해소된다. 그대로 마시기 어려울 때는 물로 희석하든가, 식초나 구연산을 이용한 칵테일을 생각해 보는 것도 좋을 것이다. 소주를 따뜻한 물에 희석한 다음 구연산을 작은 숟가락으로 1~2스푼 정도 첨가해서 마시는 것도 손쉽게 마시는 방법이 다.

 ## 민간 요법

① 대나무 잎을 달여먹는다.

② 수정과를 수시로 복용한다.

③ 미나리를 즙내어 식후에 먹는다.

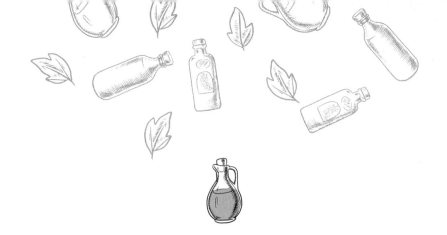

3. 정신, 신경계 질환

(1) 원인

몸에 있는 신경조직에 이상이 주요 원인이다.

(2) 신경통

신경통의 기본 상식

신경통은 몸에 있는 신경조직의 일부에 염증이 발생하여 일어
나는 병이다. 따라서 류머티즘과는 근본적으로 다른 병 이다.
주된 증상으로는 염증을 일으킨 신경세포에서 나오는 신경
섬유를 따라 통증을 느끼며, 그로 인해 그 부분의 감각이 둔
해지고 마비되는 경우도 있다. 심한 경우 동시에 몇 개의 신

경이 염증을 일으키면 감각이 둔해질 뿐만 아니라, 몸이 뜻대로 움직이지 않게 되고 걷기조차 곤란해지는 경우도 있다. 신경통의 종류에는 좌골 신경통, 늑간 신경통, 삼차 신경통 등이 있다.

 ## 증상

좌골 신경통은 넓적다리에서 발에 걸쳐 통증이 지속적으로 일어나는데, 대퇴근 후면, 무릎 후면, 장딴지에 걸쳐 일어난다.
늑간 신경통은 늑골 부분에 발생하는 신경통으로, 기침이나 심호흡을 할 때 특히 심한 통증을 느끼게 된다.
삼차 신경통은 얼굴 전체에 널리 분포되어 있는 삼차 신경에 생기는 동통으로, 보통 안면 신경통이라고 한다. 대부분의 사람들은 얼굴의 일부가 실룩실룩하면 안면 신경통이라고 생각하지만, 실제 이것은 안면 신경 경련이다.
신경통은 감기나 티브스 등 각종 전염병을 시작으로 화농성 질환, 중독, 영양 장애, 외상 등 여러 가지 질병이 원인이 되어 발생하는 경우가 많다.

 ## 신경통 치료법

식초가 몸에 좋은 이유의 하나로 구연산 회로 (크레브스 회로)를 원활하게 해준다는 점을 들 수 있다.

이 구연산 회로란 우리들 몸 속에 들어간 음식은 전분은 포도당으로, 단백질은 각종 아미노산으로, 지방은 관리세린 과 지방산으로 분해, 소화된다. 소화된 이들 분자가 산소와 구연산의 힘으로 연소하여 에너지가 되고, 몸의 온갖 활동 의 원동력이 되는 것이다.

이 연소 활동의 단계에서 구연산은 이소 구연산, 옥살로 코로하크산 등 차례로 다른 산으로 변화하여 마지막으로 다시 구연산으로 돌아가게 된다. 이것을 구연산 회로 혹은 발견자의 이름을 따서'크레브스 회로'라고 한다.

영양의 균형이 흐트러지거나 체력이 떨어져 구연산 회로 가 원활하지 못하게 되고, 영양소가 불완전하게 연소하여 남은 찌꺼기인 초성 포도산이 유산으로 변화하여 몸에 축 적됨으로써 몸에 여러 가지 이상 현상을 일으키게 된다.

그런 이상 현상의 하나로 신경통을 들 수 있는데, 유산이 근육에 괴이면 그 부분의 근육이 굳어지면서 일어나는 증세이다. 이런 신경통에 식초가 효과가 있다.

특히 초성 포도산 자체도 신경을 마비시키는 작용을 가지고 있다. 그러므로 신경통을 완화, 해소하려면 식초를 복용하는 것이 좋은데, 식초는 구연산 회로의 활동을 정상으로 돌리고, 유산이나 초성 포도산의 생성을 억제한다.

식초가 왜 신경통에 특히 유효한지는 식초에는 생체 활동의 열쇠가 되는 이 구연산 회로의 활동을 활발하게 해주는 기능이 있으며, 혈액을 약알카리성으로 변화시켜 혈액순 환을 원활하게 해주는 기능을 가지고 있기 때문이다. 신경 통은 혈액순환 장애의 일종이라고도 할 수 있으므로 그런 맥락에서 식초의 효과를 기대할 수 있는 것이다.

식초 치료법

현미식초 등의 식초나 구연산을 매일 몇 번에 걸쳐 소량씩
마시도록 한다. 또한 식단에도 현미식초를 이용한 요리를 매
일 넣어 섭취하도록 하면 보다 좋은 효과를 기대할 수있다.
또 신경통은 비타민 B1의 부족이 원인이 되는 경우도 많기
때문에 비타민 B1을 많이 함유하고 있는 마늘을 식초로 담그
어서 섭취하는 것이 좋은 방법이다.
또 하나의 방법으로는 식초로 환부를 찜질하면 통증이 완화
되어 부드러워지게 된다.

(3) 스트레스

기본 상식

스트레스 사회라고 일컬어지는 현대 사회 속에 살고 있는 우
리들은 스트레스와 싸움을 하고 있다고 해도 과언이 아닐 것
이다.
스트레스는 정신적인 건강 뿐만 아니라, 육체적인 건강에도
여러 가지 악영향을 미친다. 스트레스를 받으면 특히 위장
등의 소화기관에는 즉시 반응이 나타난다.
일을 하다가 자신의 실수를 발견하는 순간 구역질이나고 설

사를 한 경험이 기억되는 사람도 많을 것이다. 이것은 스트레스가 위장에 곧바로 영향을 미치는 전형적인 예이다.

이처럼 스트레스가 쌓이면 위액의 분비를 지배하고 있는 자율신경의 균형이 깨지게 되고, 급기야는 위장 벽에 출혈이나 궤양이 나타나게 된다.

 ## 식초 치료법

식초는 스트레스로 저하된 위장의 소화 작용을 돕는 동시에 위장 자체의 회복을 도와주는 역할도 한다. 또한 스트레스는 칼슘이나 각종 미네랄의 결핍에 의하여 발생하기도 하는데, 식초는 부족한 칼슘이나 미네랄의 흡수를 원활하게 해주는 기능도 가지고 있다.

다시 말해 외부로부터 받은 스트레스를 내부에서 해소시켜주는 그런 힘을 식초는 가지고 있는 것이다.

(3) 불면

 ## 불면의 기본 상식

불면에는 여러가지 원인이 있다. 스트레스나 특별한 이유없이 불면에 걸릴 수 있다. 특히 스트레스에서 오는 경우에는 칼슘을 많이 섭취하도록 하는 것이 중요하다. 칼슘은 신경 세포에 작용해서 정신적 긴장을 완화시키는 기능을 가지고 있기 때문이다.

또한 이유도 없이 기분이 나쁘다거나 초조해서 잠을 잘 수가 없을 경우가 있는데, 이것도 칼슘 부족이 하나의 원인이라고 볼 수도 있다.

 식초 치료법

식초에는 칼슘은 포함되어 있지 않지만 칼슘을 효율적으로 흡수 시키는 힘이 있다. 그러므로 칼슘이 많이 함유되어 있는 식품, 예를 들면 멸치 등 통째 먹는 작은 생선을 많이 먹으면서 가급적 식초에 절여서 먹도록 하면 칼슘의 흡수율을 훨씬 높일 수 있고, 자연히 불면증도 해소될 것 이다.

 민간요법

① 오엡송의 씨를 이용
② 마늘 술을 복용한다.
③ 오랑캐꽃을 이용한다.
④ 은행알 2개 이용한다.

(4) 피로

피로의 원인

우리의 몸은 약 알칼리성으로 유지되고 있는데, 노동이나 운동으로 몸을 혹사하고 나면 신진대사가 원활하게 되지를 않아 우리 몸이 산성으로 변한다. 이것은 평소에 신 것을 좋아하지 않던 사람이나 여름에 식욕이 없을 때 또는 피로를 느꼈을 때 새콤한 것을 먹고 싶어 하는 것 으로도 알 수있다.

산성이 되면 우리는 피로를 느끼게 되고 그럴 때마다 새콤한 음식을 원하게 되는 것이다.

신 것을 먹음으로써 산성으로 치우쳐 있는 몸은 원래의 약 알칼리성으로 되돌려 놓고자 하는 신호인데, 이것도 일종의 방어반응이라고 할 수 있다.

그렇다면 산성음식과 알칼리성의 음식의 구분은 어떻게 하는 것일까?

산성 식품과 알칼리성 음식의 구분은 식품 속에 들어있는 미네랄의 비유로 정하게 된다. 칼슘, 마그네슘, 인, 칼륨 등 미네랄에는 여러 가지가 들어있으나, 몸에 흡수되었을 때에 인산, 염산 같은 산을 만드는 미네랄의 비율이 많은 식품을 산성 식품이라고 한다. 한편 몸에 흡수되었을 때 알칼리성을 띄는 미네랄의 비율이 많을 때, 그 식품은 알칼리성 식품이라고 한다.

신 과일을 섭취했을 때 그 신맛은 구연산 등의 유기산에 의해서 나타나는 맛으로, 식초 역시 이런 이치로 우리 몸에 들어가면 알칼리성으로 작용하는 것이다.

피로할 때의 산성이 되는 이유

그러면 우리가 피로를 느꼈을 때 왜 몸이 산성으로 변하는 것일까?

한 마디로 말해서 초성 포도산이나 유산이라는 산이 우리 몸에 축적되면 이 산의 존재가 피로의 원인이 되고, 몸을 산성으로 변하게 하여 결국에는 성인병의 원인이 되기도한다.

따라서 이런 산을 제거하면 자연히 피로가 가시게 된다.

산의 제조 과정

그러면 이러한 산은 우리 몸에서 어떻게 만들어지는가?

우리가 음식을 섭취하여 우리 몸 속에 들어간 음식물은 산소 호흡 작용에 의하여 연소된다. 이 때 에너지가 발생 하는데, 효소의 작용이 없으면 영양소가 완전 연소되지 못하고 타다 남은 찌꺼기가 남게 된다. 이 타다 남은 찌꺼기가 바로 초성 포도산과 유산이다. 이런 찌꺼기가 남지 않도록 해주기 위해서는 영양소가 완전히 연소되도록 해주어야한다.

우리들이 섭취한 영양소 중에서 당질은 소화 흡수되면 효소의 작용에 의해 포도당이 되고, 그 다음에는 초성 포도산이 되며, 다시 구연산이 되어 구연산 사이클 속으로 들어간다.

구연산 사이클 속에서 여덟 개의 산으로 변화되 면서 탄산가 스, 물, 에너지를 만들어낸다. 그리고 못다 연소한 찌꺼기가 다시 초성 포도산이 되고 물과 결합해서 유산이 되는 것이다. 이 사이클이 잘 회전되고 있을 때는 초성 포도산이나 유산은 생성되지 않는다. 그런데 정신적으로나 육체적으로 피로하 게 되면 그에 대응하기 위해서 에너지 소모가 증가하기 때문 에 초성포도산이 제대로 구연산이될수없어 유산이 되고 마는 것이다. 이것이 소변으로 배설되기 때문에 피로해지면 소변 이 탁해지는 것이다.

식초의 역할

이 구연산의 사이클이 원활하게 작용할 수 있도록 해주면 유 산의 발생을 억제하게 것이 있다. 그 역할을 하는 것이 바로 식초이다. 식초로 인해 구연산의 사이클이 정상으로 가동할 수 있기 때문에 완전히 연소되어 찌꺼기가 남지 않게 된다.

이 사실을 입증할 수 있는 것이 우리가 피로했을 때 소변이 탁해지는데, 이 때 식초를 마시면 2시간 후에 소변이 아주 맑아지는 것으로일 수 있다. 이것은 곧피로가 풀렸다는 것을 의미한다.

결론적으로 식초가 구연산 사이클에 작용을 하여 피로의 원 인을 제거하고 에너지를 늘리고, 부신 피질 호르몬에 의 한 스트레스를 막고 부신을 활성화시키는 역할을 하는 것 이다.

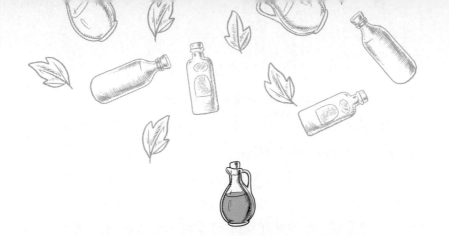

4. 관절, 근육 질환

(1) 원인

관절, 근육통은 거의 그 부분의 혈액순환이 순조롭지 못하여
생긴 것이다.

(2) 어깨결림

어깨 결림의 기본 상식

어깨 결림은 혈액 순환이 어깨 부분에서 원활하게 이루어지
지 않음으로써 어깨의 근육이 굳어지면서 나타나는 병이다.
이 때 어깨 부분에 혈액이 운반해 오는 영양분이나 산소가
부족해서 결림 또는 통증을 느끼게 되는 것이다.

우리가 어깨가 결렸을 때 어깨를 문지르거나 두드리거나 마사지를 해주는 것은 혈액의 흐름을 원활하게 하여 결림 을 풀 수가 있게 하기 위해서이다.

근육이 굳어지는 것을 경직이라고 한다. 경주마 등에게 도 말의 경직이 일어나는 경우가 있는데, 말이 어딘가 딱딱하고 어색한 걸음걸이를 걸으면 말이 어깨 결림에 걸렸 다고 생각할 수 있다. 그런 경우 천천히 얼마 동안 달리게 하면 대부분은 경직이 풀리는데, 이때 적당한 운동으로 혈액순환을 원활하게 하는 것이 무엇보다 중요하다.

워드프로세서나 퍼스컴 작업 등 일정한 동작을 오래 계속해야 하는 일을 하는 사람은 특히 어깨의 근육을 풀어주는 운동을 자주 해줄 필요가 있다. 몸을 힘껏 뒤로 젖히면서 기지개를 켠다거나 팔을 빙글빙글 돌리기만 해도 상당 한효과를 볼수있다.

 ## 증상

어깨 결림의 증세가 심해지면 후두부가 아파오거나 눈의 피로가 심해지기도 한다. 더군다나 식욕도 없어지고 불면증에 걸릴 우려도 있다.

어깨 결림의 원인으로 간장, 위장, 폐, 심장, 내장의 기능이 나빠져서 어깨가 걸리는 증상이 나타나는 경우도 있으므로 그런 면에도 주의를 기울일 필요가 있다.

어깨 결림 치료법

어깨가 결린다는 것은 어떤 의미에서는 피로의 축적이 밖으로 나타나는 것이라고 할 수 있다. 목덜미 언저리가 뻣뻣하고 무거워 지며, 왠지 기분이 우울하고, 심해지면 두 통이나 식욕부진이 수반한다.

이런 때 옛날, 의료기구가 발달하지 못한 시대에는 주무르거나 안마를 하여 효과를 보았던 것이다. 그러나 최근에는 각종 전기 기구나 파스, 바르는 약 등 여러 가지가 판 매되고 있다.

물론 그것들을 사용하면 일시적으로는 좋아지겠지만 또 다시 걸리는 증상을 나타나게 된다. 특히 워드프로세서, 퍼스컴 등이 보급되기 시작하면서 그것을 주 업무로 하는 전산직 종사자나 오랫동안 앉아서 팔만을 사용하는 일을 하는 사람들이 늘어나면서, 그에 따라 어깨 결림으로 고생하는 사람들도 많아지게 된 것이다.

옛날 여자들은 바느질을 많이 해서 어깨 결림이 많았는 데 물질 문명이 발달된 현대에 와서는 컴퓨터 관련 작업이 주 원인이 되고 있다.

40대, 50대에 자주 일어나는 견비통이라는 질병이 있는데, 남녀를 불문하고 그 정도 나이가 되면 갑자기 나타난다.

더구나 이런 중세가 몇 개월 이상 진행되다 보면 일종의 관절염처럼 되어 물리적인 방법으로는 좀처럼 치료되지 않는다.

우선은 물리적인 방법으로 통증을 제거하고, 나아가서는 젖산이 체내에 축적되지 않도록 신진대사를 원활하게 해주는것이좋다.

식초는 혈액을 약알칼리성으로 조절하여 혈액의 점도가 낮고 혈액이 흐르기 쉬운 상태로 만들어주기 때문에 이런 질병에도 식초를 마시면 전신의 혈액순환 및 신진대사가 원활해진다.

식초 치료법

현미식초나 사과식초, 구연산 등을 요리에 많이 넣거나 직접 마시거나 하는 것 외에도 물리적인 치료 방법으로 식초를 이용할 수가 있다.

미용 건강법으로 알려져 있는'식초 목욕'은어깨결림을 비롯하여 전신의 피로 제거에 효과가 있다. 식초 목욕 방법은 식초를 탕에 직접 섞어서 하기 보다는 전신이 들어 갈 수 있는 비닐봉지에 현미식초 한 병과 그 3배의 물을 붓고 비닐봉지를 탕속에 넣은 다음 그 비닐봉지 안에 들어 가 몸을 담그는 목욕 방법이다.

(3) 타박상, 근육통

타박상, 근육통의 기본 상식

타박상을 입은 경우 피부 표면의 상처는 심하지 않아도 내부의 근육 조직에 염증이 생겨 심한 통증을 느끼게 되는 경우이다.

이것은 부딪칠 때의 쇼크로 인해 모세혈관이 파손되어 피하 조직 내에 혈액이 흘러들어 갔기 때문이다.

처음에는 별다른 통증을 느끼지 않다가 시간이 흐를수록 통증이 심해지는 경우가 많다.

부딪치면 될 수 있는 한 빨리 타박상 입은 부분을 물이나 얼음으로 찜질하는 것이 가장 좋은 치료 방법이다.

통증을 재빨리 해소시키기 위해서는 타박상 입은 부분의 내출혈을 막고, 응고된 혈액을 제거해서 손상 받은 조직을 재생시키도록 해야 한다.

 ## 증상

근육통은 심한 작업이나 긴 시간의 작업, 또는 운동으로 인해 근육이 굳어졌기 때문에 생기는데, 이 때 혈액순환이 원활하지 못해서 그로 인한 영양분이나 산소의 공급이 부족하기 때문에 발생하는 것이다.

통증은 어깨 결림과 아주 흡사하지만, 근육통은 근육을 풀어서 혈액순환을 원활하게 해주면 해소되므로 치료가 좀 더 간단하다고 할 수 있다.

 ## 타박상, 근육통 치료법

식초가 타박상이나 근육통에 효과가 있는 것은 식초의 주성분인 아미노산에 '조직 재생력' 즉 단백질 합성을 활 발하게 하는 기능이 있고, 그것이 타박상으로 인해 상처입은 세포의 회복을 빠르게 해주기 때문이다.

식초 치료법

타박상이나 근육통의 경우에는 주로 외상치료에 중점을 두어야 하는데, 아미노산 함유량이 높은 현미식초 등을 사용해야 한다. 거즈나 탈지면을 식초에 담그어 두었다가 그것으로 환부를 찜질한다. 그리고 식초가 흐르지 않도록 그 위에 다시 비닐 등을 감아두어야 한다.

밀가루에 식초를 섞어서 반죽한 것을 환부에 붙이는 방법도 있다. 밀가루가 바싹 마르면 떼어내고 다시 붙이는 방법으로 실시하면 된다.

민간요법

① 황백의 분말, 치자가루를 이용한다.
② 제비꽃을 환부에 붙인다.
③ 수양버들 가지와 잎을 이용한다.

(4) 골다공증

골다공증의 기본 상식

골다공증은 골송조증, 또는 골조송증이라고 한다. 이 병은 뼈를 형성하는 골기질과 무기질이 연령이나 질병에 의해 지속적으로 감소함으로써 뼈의 무게가 감소되어 발생하는 질병이다.

다시 말해 뼈를 형성하는 질과 양이 전체적으로 감소하기 때문에 일어나는 질병인 것이다. 즉, 뼈에 바람이든 것 처럼 뼈 조직에 구멍이 생기면서 뼈가 물러지고 약해지는 병이다.

골다공증이 생기면 뼈 마디마디에 통증을 느낀다. 허리가 아픈 경우를 보더라도, 다른 원인에 의해 일어나는 요통은 끊어질 듯 아프거나 발작적으로 아프다가도 휴식기를 갖거나, 기후에 따라 통증이 심하거나 약해지거나 하며, 혹은 어떤 동작 여하에 따라 동통이 나타나기도 하고 없어지기도 한다. 그러나 골다공증에 의한 요통은 끊어질 듯 아프기 보다는 은근한 통증이 지속적으로 나타난다.

이렇게 은근한 통증이 끊임없이 지속되는 골다공증으로 인한 요통은 특히 아침 기상 때에 일어나기 싫을 만큼 나타나며, 허리만 아픈 것이 아니라 허리 위 흉추 하단까지 아픈 것이 또한 특징이다. 그리고 머리를 감으려고 세면대에 머리를 숙이면 전기 통하듯이 짜릿하고 묘한 통증성 자극이 등으로부터 허리까지 이어진다.

증상

골다공증이 생기면 뼈 마디마디가 아프고, 변형되어 뼈가 휘거나 툭 불거지거나, 또는 경미한 외상으로도 골절이 잘 일어나곤 하지만 그외에도 다른 증상들이 함께 나타나기도 한다.

다시 말해서 머리가 멍하고 입이 마르며 얼굴이 화끈 달아오르며 소변이 잦다는 등등의 신허 증상이 나타나고, 안색이 누렇게 들뜨고 시력이 감퇴되어 가물거리고 메스꺼우며 생식기 기능이 저하된다는 등의 간허 증상이 나타나고, 혹은 식욕부진이나 소화불량으로 몸이 여위거나 대변의 양과 횟수가 비정상적이라는 등등의 비허 증상들이 함께 나 타날 수 있다.

일반인들이 흔히 알고 있는 것처럼 골다공증은 갱년기를 전후한 여성이나 60세 전후의 남녀에게만 나타나는 것이 아니다. 다만, 갱년기 이후에는 여성 호르몬 분비의 부족으 로 칼슘의 유출이 쉬워지고, 또 나이가 들수록 칼슘 흡수 를 촉진하는 비타민D의 활동이 약해서 자연히 칼슘이 부족 하기 때문에 많이 발생하는 것이다. 그러나 골다공증은 영양이 부족하면 젊은 나이에도 온다. 특히 다이어트를 지나 치게 강행하는 젊은 여성들에게 의외로 많다는 점도 주목 할 만한 사실이다.

운동이 지나친 경우, 혹은 운동이 지나치게 부족한 경우에도 잘 오며, 원래부터 뼈대가 약한 사람은 그렇지 않은 사람에 비해 발생 빈도가 매우 높다고 할 수 있다.

또한 속발성 골다공증은 부갑상선 기능항진, 부신피질 기능항진, 갑상선 기능항진 및 장기간의 침상 안정을 요하는 치료를 받거나 혹은 석고붕대를 오랫동안 고정했던 경우, 또는 당뇨병이나 위장의 일부 적출 수술자나 난소 제거 수술자들에게 일종의 합병증으로 곧잘 발생한다.

골다공증 치료법

골다공증을 예방 또는 치료하려면 가벼운 산책을 하면서 햇볕을 쬐는 것이 좋다. 가벼운 운동을 계속하면 뼈에서 칼슘이 빠져나가는 것을 막을 수 있으며, 햇볕을 쬐면 비타민D가 활성화되기 때문이다. 따라서 나이가 들수록 적어도 하루한 시간씩은 햇볕을 쬐는 것이 좋다.

식이요법으로는 식물성 섬유와 알코올, 염분 섭취를 줄어야 한다. 식물성 섬유를 많이 섭취하면 각 기관에서 칼슘과 강하게 결합해 점막 세포의 칼슘 흡수를 방해하기 때문이며, 알코올은 장 점막에서의 칼슘 흡수를 막을 뿐 아니라 체내의 칼슘 흡수를 원활치 못하게 만들어 뼈가 약해지는 원인이 되기 때문이며, 염분은 섭취가 증가할 수록 칼슘 흡수가 저하되어 골밀도가 떨어지기 때문이다.

그런데 이때 식초를 복용하면 칼슘 공급을 촉진하고 칼 슘의 체내 흡수율을 높인다. 또 식초는 염분 섭취를 제한 시킬 뿐 아니라 체내의 과잉 염분을 밖으로 배출시키는 역할을 하여 골밀도를 유지시키고 뼈를 강화하므로 골다공증을 예방·치료할 수 있다.

물론 칼슘은 골다공증에 없어서는 안 될 성분이다.

뼈는 칼슘을 흡수하여 뼈를 석회화 시킴으로써 단단하고 강하게 만들기 때문이다.

체내의 거의 모든 칼슘은 뼈에 흡착되어 있고 그 일부만 이 혈액 내에 녹아드는데, 혈액 속에 칼슘이 소비되면 뼈에 저장된 칼슘이 자꾸 혈액 속으로 빠져 나와 혈액의 칼슘 농도를 일정하게 유지하려고 하므로 이 과정에서 뼈속의 칼슘이 많이 소비되어 골다공증을 일으키게 되는 것이다. 그러므로 골다공증을 예방, 치료하려면 칼슘이 많이 함유된 식품, 예를 들면 칼슘의 보고라고 일컬어지고 있는 우유와 유제품 그리고 뼈째 먹을 수 있는 마른 멸치나 말린새우등을많이먹어야 한다.

이들 식품에는 칼슘과 인이 균형 있게 함유되어 있기 때문에 더욱 좋다. 칼슘과 인이 결합하여 뼈가 형성되기 때문이다. 그밖에 무잎을 말린 시래기나물에도 칼슘이 많으며, 콩 종류 중에서 칼슘이 제일 많이 들어 있기로는 강낭콩을 들 수 있다. 물론 콩, 두부 등 콩 가공품은 다 좋다.

그러나 칼슘이 많이 들어 있는 식품만 먹는다고 되는 것은 아니다. 칼슘의 체내 흡수는 그다지 잘 되지 않는다는 결점이 있기 때문이다. 따라서 이런 결점을 보충하여 흡수 를 좋게 하기 위해서는 단백질이나 지방질 등의 영양소가 필요하고, 비타민 C, D가 필요하다. 양질의 단백질은 칼슘 의 흡수를 높여줄 뿐 아니라 일단 흡수된 칼슘과 결합해서 더한층 영양가를 높이기 때문이다. 물론 비타민 C,D 도 칼 슘을 뼈에 정착시키는 작용도 한다.

식초 치료법

무엇보다 이러한 식품 속의 성분이 체내에 잘 흡수되고, 이로
써 칼슘의 체내 흡착이 원활해야 하므로 이런 역할을 하는 대
표적 조미료인 식초를 복용하면 빠른 효과를 볼 수가 있다.

골다공증에 효과가 있다는 에스트로겐 호르몬 요법은 효과에
반해 자궁암 등을 유발하시키는 부작용 또한 심한 것으로 알
려져 있는데, 식초는 이런 부작용 하나 없이 부신 피질 호르
몬을 조절하여 골다공증에 대단한 효과를 발휘한다.

특히 식초에 달걀을 넣어 만든 초란을 복용하면 식초만 마시
는 것보다 칼슘식초를 마시는 격이 되므로 더욱 효과적이다.

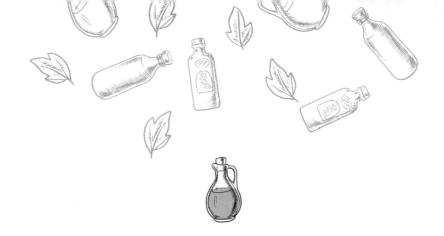

5. 피부질환 및 기타

(1) 원인

피부에 이물질이 접촉이나 피부의 혈액순환 장애로 일어 난다.

(2) 무좀

 ### 무좀의 기본 상식

무좀은 일종의 곰팡이 균에 의해 생기므로 맨발로 다니 는 사람들에겐 생기지 않는다.

무좀은 백선균이라고 하는 곰팡이의 일종이 피부에 기생 하 면서 생긴것이다. 곰팡이는 온도가 높고 습기가 많은 곳 에 서 번식하는 경향이 강하므로 양말이나 구두로 인하여 짓무르기 쉬운 곳인 발바닥이나 발가락 사이 등에 생기는 것이 보통이다.

간혹 손에 생기는 경우도 있지만, 이것은 발의 무좀이 발달하여 생긴 경우가 많아서 발의 무좀이 치료되면 자연히 낫는다. 우리가 느끼는 증상으로는'작은 물집이 생기고 몹시 가려우며, 표피가 바싹바싹 말라서 두껍고 딱딱하게 된다. 또 한 손발의 살갗이 트는 것처럼 빨갛게 건조되고 짓무른다' 등이 있다.

가려움을 참지 못하고 손톱으로 긁어서는 안 된다. 왜냐 하면 세균이 침투되어 걸을 수 없을 정도로 심한 염증이 생기기 때문이다. 또 무좀의 균이 손톱 사이에 들어가면 손톱의 광택이 없어지고 표면이 요철처럼 울퉁불퉁 된다거 나 너덜너덜 지저분하게 되기도 한다.

시중에 판매되는 여러 가지 약이 있지만 한번 치료한 후에도 다시 재발하는 경우가 많기 때문에 겉으로 보기에다 낳았다고 하더라도 바로 치료를 중단하면 안 된다. 지속적으로 치료할 필요가 있다.

무좀 치료법

식초의 살균 효과의 하나로 화농성 포도상 구균, 살모넬라균 등 식중독 병원군, 대장균, 적리균 등의 여러 가지 균을 식초(순수 쌀식초)에 담그면 모든 균들은 5분 정도 후에 전멸된다. 따라서 무좀을 일으키는 백선균에 대해서도 식초는 강한 살균 효과를 가지고 있다.

백선균 퇴치에는 균이 생존, 발육하는 데 필요한 조건인 '영양 · 온도 · pH'중 하나를 없애거나 또는 모든 조건을 없애는 것이 중요하다. 식초는 그 중에서도 'pH'의 조절에 효과가 있다.

pH라는 것은 산성도(알칼리성도)를 나타내는 치수로, 건강한 인간의 피부는 4에서 4.5의 약산성이 유지되고 있다. 이에 비해서 백선균이 활동할 수 있는 pH는 4.2에서 5.5 이므로 무좀이 생긴 피부는 약간 알칼리성으로 기울어 져있는셈이 된다.

식초, 특히 산도가 높은 현미식초 등의 곡물식초는 이 pH를 정상치로 돌려 놓아 무좀이 생식할 수 없도록 하는 기능을 가지고 있다.

또 식초에 함유되어 있는 아미노산은 백선균으로 인해 상처입은 피부 조직의 재생을 빠르게 하는 작용도 하고 있다.

 ## 식초 치료법

무좀의 치료에는 거즈에 식초를 적셔서 환부에 직접 대는 방법과 환부를 직접 식초 속에 20~30분 정도 담그는 방법이 있다. 붉은 기가 있거나 이미 수포가 생긴 정도의 단계라면 산도가 낮은 곡물식초나 과일식초를 사용하고, 심하여 출혈이 있거나 진피가 노출되어 있는 상태라면 산도가 높은 식초를 사용하면 오히려 피부를 상하게 되기 때문에 피부의 회복이 강한 현미식초를 활용한다.

무좀이 잘 생기지 않는 체질로 만들려면 순수 쌀식초나 순수 현미식초를 매일 20~30cc 정도씩 마시면 된다.

그리고 식초 목욕도 상당히 효과가 있는데, 식초를 넣은 40℃ 이상의 욕탕에 20~30분 정도 계속 있으면 백선균은 완전히 박멸될 것이다.

 민간요법

① 후추와 오미자를 이용한다.
② 삼 잎을 이용한다.
③ 안료에 생잎

(3) 입 냄새

 입 냄새의 기본 상식

음식을 먹은 후 자기는 전혀 깨닫지 못하는데 주위 사람들로부터 냄새가 난다는 말을 듣고 창피했던 경험이 누구나 한두 번쯤은 있을 것이다. 이것은 만성적인 입냄새로, 당사자는 깨닫지 못하고 있다가 타인의 지적을 받고서야 비로소 알게 되는 경우가 많다.

입 냄새의 원인으로는 충치나 틀니, 치조 농루, 치석 등 구강 내의 문제가 있거나 위장의 이상 등의 두 가지가 있다.

전자에 원인이 있는 경우는 치과의사에게 치료를 받으면 대개는 낫는다. 또 평소에 이를 자주 닦는 등 구강내를 항상 청결하게 하는 것도 중요하다.

후자의 경우는 그 증상으로 명치 언저리가 쓰리고 아프다. 명치 언저리가 쓰리고 아픈 것은 소화 불량으로 인한 통증이며, 이 때 위장 속에서 발생하는 낙산균이 악취의 원인이 된다. 당연히 입냄새를 해소하려면 위장을 고치는 것이 급선무이다.

입 냄새 치료법

식초는 특히 명치 언저리가 쓰리고 아픈 증세 등 위장에 문제가 있는 입냄새에 효과가 있다.

우선 명치 언저리가 쓰리고 아픈 이유는 위장의 기능이 둔해지거나 과식을 하게 되면 위액의 분비가 필요량에 미치지 못해서 소화가 불충분하기 때문이다.

이렇게 되면 위 속에서는 대량의 유산균이 발생하고, 이 유산균이 소화시킬 수 없는 음식물까지 먹어치움으로써 유산을 만들어 낸다. 그리하여 트름이 나거나 명치 언저리가 쓰리고 아프게 되는 것이다.

이런 소화 불량의 상태가 오래 계속되면 유산균뿐만 아니라 악취의 근원이 되는 낙산균이 대량으로 발생한다.

이 냄새가 식도를 거쳐 입까지 올라와서 숨을 쉬고 말을 할 때 밖으로 나가게 되는 것이다.

그러므로 이럴 때는 위장을 먼저 고침으로써 냄새의 근원인 낙산균을 퇴치해야 한다.

위장병 식초요법에서 소개한 바 있지만, 식초는 위액의 분비를 촉진할 뿐만 아니라, 식초 그 자체가 위액의 대역을 맡아 소화시키는 기능도 가지고 있다. 따라서 위장이 정상적으로 활동하기 시작하면 낙산균이 소멸되어 악취는 근원부터 없어지게 되는 것이다.

이때식초와 함께 고기나생선등을먹어위의벽을 두껍게 해준다.

 ## 식초 치료법

식초나 순수 구연산을 매일 조금씩 마시도록 한다. 빠른 시일에 고치겠다는 마음으로 식초를 한 번에 대량으로 마시는 것은 좋지 않다. 산이 너무 강해서 오히려 위장에 해를 끼치는 경우가 있기 때문이다.

한 번에 식초라면 20~30cc, 구연산이라면 3~5g을 기준으로 하면 된다. 구연산은 물에 녹여서 마시되 그냥 마시기 어려울 때는 꿀이나 설탕을 섞어 마시도록 한다.

또 충치나 틀니 등이 원인이 되어 냄새가 나는 경우에는 식초로 자주 양치질을 해주면 효과를 볼 수 있다. 식초가 지닌 강력한 살균력이 구강내의 부패균을 없애주기 때문이 다. 이것은 구강내염이나 치조 농루에도 효과가 있다.

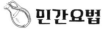 **민간요법**

① 석류나무 잎을 즙으로 이용
② 솔잎 5~6개
③ 광나무 잎

(4) 여드름

 여드름의 기본 상식

여드름은 과도한 각질이 피부 표면에 쌓여 모공을 막고, 또 비정상적인 피질이 과잉 분비되어 피부의 혈액순환이 잘 이루어지지 않음으로써 생기는 것이다. 사춘기에 있어서는 호르몬의 불균형이나 변비 등에 의한 신진대사의 악화가 주원인이 된다.

또 이미 생긴 여드름을 더욱 악화시키는 것은 아크네간 균이라는 세균 때문이라고 한다.

 식초 치료법

여드름에 식초를 바르면 이 아크네 간균을 비롯한 화농균을 퇴치해주고 피부 표면의 신진대사를 높여준다.

무좀 편에서도 설명했듯이 식초에는 살균작용과 더불어 균으로 인해서 파괴된 세포의 재생을 촉진하는 기능도 있기 때문에, 여드름 자국으로부터 피부를 보호해 준다. 두 장의 거즈에 식초를 떨구어 한 장으로 소독을 하고 또 한 장으로는 살균을 해주는 2단계 수법을 시도해 보는 것이 좋다.

 민간요법

① 쇠비름을 이용한다.
② 도라지를 상복한다.

(5) 암내

 암내의 기본 상식

암내로 고민하고 있는 사람이 의외로 많다. 이런 사람은 특히 땀을 많이 흘리는 여름철이 되면 전철이나 버스에 타 는 것조차 꺼려질 것이다.
암내는 일명 액취라고도 하는데, 겨드랑이 아래에 있는 아포크린 선에서 분비된 땀이 세균에 의해 부패되면서 심한 악취를 풍기는 것이다.

 식초 치료법

암내의 예방을 위해서는 무엇보다도 청결이 우선이지만, 보다 적극적인 치료법으로 강한 현미식초나 구연산을 겨드랑이 밑에 바르는 방법이 있다. 세균을 억제하고 악취를 기본적으로 제거해 줄 것이다.

또 식초를 자주 마심으로써 세균의 발생을 억제하는 방법도 병행하는 것이 좋다.

 민간요법

① 명반을 태워서 발라준다.
② 새실을 태워서 가루를 발라준다.
③ 생강을 찧어 밀가루에 개어서 이용

 만드는 법

① 식초와 마늘 그리고 주둥이가 넓은 병을 준비한다.
② 마늘을 깨끗이 벗긴다.
③ 벗긴 마늘에서 매운 맛을 제거하는 두 가지 방법이 있다.

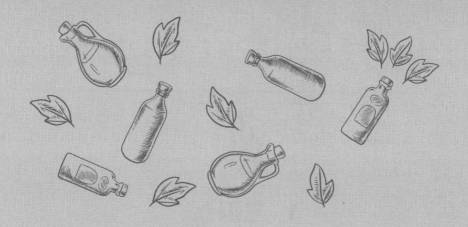

7
식초로 만든
건강식품

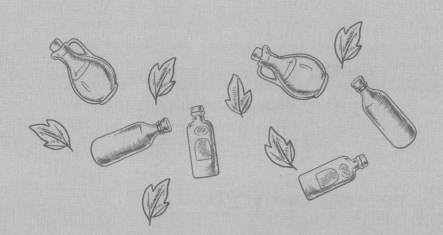

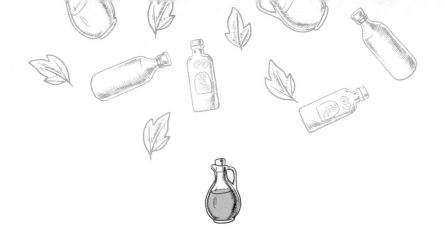

1. 초마늘

첫 번째 방법은 직접 식초에 담그는 방법인데, 10일 정도 지나서 매운 맛이 베어 나온 식초를 한번 버리고 새로운 식초를 부어서 담근다.

두 번째 방법은 처음에 며칠 동안 몇 번씩 물을 바꾸어 매운 맛을 제거하는 방법으로 이때 마지막 물에 한 움큼 소금을 넣어 하루 동안 담근 후에 건져서 식초에 넣는다.

 복용 방법

① 위가 약한 사람은 공복 시에 먹지 말고 식사 후에 먹도록 한다. 그러나 위가 튼튼한 사람은 언제든지 복

용해도 상관없다.

② 설사 등의 중상이 있는지 확인해보면서 10일 단위로 양을 늘려나간다.
③ 하루에 1~2 쪽이 적당하다.

 ## 효능

(1) 마늘의 여러 가지 성분 중에서 중요한 효능을 하는 것은 알리 산이다

(2) 알리 산은 마늘의 독특한 냄새의 근원이 되기도 하는 휘발성 물질로 체내에 들어가면 재빠르게 각 세포에 침투되어 세포를 활성화 시켜 간 기능 강화, 증혈, 정장, 진통 등을 도와준다.

(3) 알리 산이 지질이나 당질과 결합되면 감기, 고혈압, 동맥경화 등을 예방해주고, 그 외에 피부 미용, 정력 증강, 피로 회복, 식욕 촉진에 이르기까지 여러가지 부분에 도움을 준다.

(4) 마늘을 포함한 한방의 생약은 전부 이와 같은 특징을 가지고 있으므로 하나의 약효성분으로만 작용하는 것이 아니라, 많은 성분의 공통적인 작용에 의해서 우수한 효능

을 얻을수 있게되는것이다.

(5) 복용 시에 마늘 형태 그대로 유효한 성분이 손실되지 않도록 하면 많은 약효의 효능을 충분히 얻을 수 있다. 이런 의미에서 우수한 식품이 바로'초 마늘'인 것이다

(6) 식초에 담그는 것은 마늘의 떫은 맛과 냄새를 제거하고 장기적으로 보존하기 위해서이다. 따라서 성분은 생마늘과 거의 비슷하고, 식초 자체가 지닌 식욕 촉진, 소화 촉진, 건위 정강 등의 효능도 더하여지기 때문에 약효는 더욱 높아지게 되는 것이다.

 장점

(1) 무엇보다도 장기적인 보존이 가능하기 때문에 먹고 싶을 때 언제든지 먹을 수 있다는 점이다.

(2) 날 것보다 자극이 적고 냄새가 부드러우며, 맛도 좋다. 따라서 부담 없이 계속 복용할 수 있다.

(3) 냄새에 대해서 신경을 쓰지 않아도 되고 식초 자체가 몸에 좋은 역할을 하기 때문에 피로를 느끼지 않게 될 것이다.

예방 효과의 초 마늘

마늘의 효과가 가장 좋은 때는 간장에 이상이 있은 후 보다는 일으키기 전의 예방의 단계에 더 좋다.

사람도 평상시에 마늘을 계속 먹으면 간장병을 예방할 수 있다. 예를 들면 예방책으로 제일 간단하게알수있는 것이 알코올인데, 단체 모임이나 술좌석에 참석하기 전에 마늘 1~2쪽을 호일로 싸서 구워먹는다. 그러면 간장에 알 카리 산에 의해 활성화되어 알코올의 분해가 빨라지므로 아무리 폭음을 해도 숙취로 고생하는 일은 없다.

만일 이 경우에도 마늘 냄새로 인해 복용하기가 힘들 경우에는 마늘을 먹은 후 우유를 마시면 냄새로 어려운 일을 겪는 일은 없을 것이다. 그러나 무엇보다도 냄새 걱정없이 먹을 수 있는 것은 이 경우에도 초 마늘이다.

 ## 간 기능을 회복시키는 마늘

우리 몸속에 있는 간장은 매우 인내심이 강하기 때문에 쉽게 망가지지는 않는다. 그러나 간장도 우리 몸 속에 있는 장기에 불과하므로 불규칙적인 생활, 매일 만취되어 있거나 간장에 좋지 않은 인스턴트식품 위주의 식생활을 한다면 우리 몸의 균형이 깨지고, 해독작업이 따라갈 수 없게 되므로 결국에는 피로에 지쳐서 기능이 쇠퇴해버린다.

이런 간장의 약점을 보강하고, 간 기능을 회복시키도록하기 위해 좋은 음식이 곧 마늘이다.

마늘에 다량으로 함유되어있는 알리 산이라는 성분이 간장의 해독, 기능을 강화시킨다.

우리들이 평소 무의식중에 먹거나 마시거나 하고 있는 것들 중에도 몸에 해로운 물질이 상당히 있는데, 장 벽에서 흡수 되지 않도록 방해하는 기능을 갖고 있는 것 또한 마늘이다. 마늘은 이처럼 간장의 부담을 상당히 덜어주는 기능을 하고 있다.

그러므로 언제라도 간단히 먹을 수 있는 초 마늘이 단맛 과 염분이 없다는 점에서도 건강에 좋은 식품이다.

동맥경화와 고혈압

우리나라 사람들의 사망 원인으로 암 다음에 높은 것이 뇌졸 증과 심장병이다.

이들은 순환기 계통에 속하는 병으로, 그 주된 원인이 동맥 경화와 고혈압이다.

동맥경화란 혈액 내에 증가한 콜레스테롤 등의 불순물이 혈관 에 부착됨으로써 혈관이 굳어지는 상태를 말하는데, 주 로 체 질이나 나이로 인한 노화에 의해서 일어나는 경우가 많고, 거 기에 다른 요인이 가해지면서 더욱 진행이 빨라지는 것이다.

한편 고혈압이란 혈관에 가해지는 압력이 비정상적으로 높아 지는 상태로, 체질과 나이에 따라 다소 차이가 있지만, 최대 혈압 160mmHg 이상, 최저 혈압 95mmHg이상인 경우를 말한다.

또한 신장이 나쁘다든가 원인이 확실한 경우가 있는가 하면 원인이 확실치 않은 고혈압도 있다.

동맥경화와 고혈압은 밀접한 관계가 있다. 동맥경화가 진행되면 혈압이 올라가고, 혈압이 높아지면 동맥경화가 진행되기 쉬운 악순환이 이루어지는 것이다. 동맥경화가 진행되면 혈액의 흐름이 원활하지 못하게 되고 저항이 커지기 때문에 혈압이 올라가고, 반대로 혈압이 높은 상태로 되면 혈관은 긴장이 지속되면서 탄력성을 잃게 된다. 양쪽이 관계없이 진행되는 경우도 있지만 대개의 경우 연관되어 악순환이 지속되는데 이런 상태가 가장 경계해야 하고 무서운 결과를 가져올 수 있다.

악순환의 조절 기능 초 마늘

이런 좋지 못한 악순환의 고리를 끊어주고 조절해주는 것이 초 마늘이다. 옛날 어른들은 마늘을 먹으면 무조건 혈압이 오른다고 알고 있었지만, 이것은 마늘을 먹음으로써 혈액순환이 좋아지고 열이 나는 듯한 느낌이 들기 때문에 그런 생각을 하게 된 것이다.

마늘에는 혈액 속의 콜레스테롤을 줄이는 기능이 있는데, 이것은 실험에 의해서도 분명하게 밝혀진 것이다. 마늘의 주성분인 알카리 산이 콜레스테롤을 분해함으로써 동맥 경화의 진행을 막는다. 그 결과로 혈액의 흐름이 원활해지면서 혈압도 내릴 수 있게 되는 것이다.

초 마늘은 마늘의 이런 작용에 식초가 갖는 강압작용도 더해지기 때문에 더 좋은 효과를 기대할 수 있다.

예방책으로 하루에 1~2쪽씩 계속 먹는 것이다. 어느 정도 증상이 진행되어있는 경우에는 하루에 2~3쪽씩 먹는데, 호전될 때까지 지속적으로 복용하는 것이 좋다.

적어도 6개월에서 1년 이상 계속하지 않으면 증상이 호전되기를 기대할 수 없다.

고혈압이나 동맥경화는 갑자기 발생하는 것이 아니라, 오랫동안 식생활에서 비롯된 결과이기 때문에 단시일에는 정상적인 상태로 돌아가지 않는다. 그러므로 초 마늘을 한 꺼번에 많이 담구어 두고 오랫동안 복용해야 한다. 그리고 증상이 호전 되었을 경우에는 하루에 1~2쪽으로 줄이는 것 이좋다.

 ## 초 마늘의 강장 기능

마늘에는 정력 증강제가 놀라울 정도로 많다는 것은 옛날부터 잘 알려진 사실이다. 그 효력이 강하기 때문에 불교에서는 수행중인 승려의 마음을 어지럽게 한다는 이유로 마늘의 복용을 엄하게 금지시켰다고 한다.

이와 같이 예로부터 경험을 통하여 마늘의 강장 작용이 알려져 왔는데, 이것은 최근의 과학적 실험에서도 증명되었다.

이런 실험은 일반적으로 토끼 등의 작은 동물을 이용해 서 그 고환을 절제하는 방법으로 실험되었는데, 최근에는 보다

정확성을 기하기 위해 사람들을 통해서 이루어졌다.

즉, 연구팀은 무작위 20명을 선발하여 10명씩 한 조로 편성하였다. 물론 나이와 신체 조건이 비슷한 사람들로 구 성하여서 한 조에는 식사 때 마늘이 함유된 식품을 제공하 였고, 다른 조에는 마늘을 조금도 들어있지 않는 음식물을 섭취케 하였다. 그 후 두 그룹의 사람들의 정액량을 조사 하였는데, 놀라운 결과가 나타난 것이다.

즉, 마늘을 섭취한 조에 속한 사람들의 평균 정액량은 4.3g, 평균 정자수는 4.7억, 그에 비해 마늘을 전혀 섭취하지 않은 조의 사람들의 평균 정액량은 2.5g, 평균 정자수는 2.2억이었다.

마늘의 무취 영양성분을 취함으로써 정액량, 정액수가 마늘을 섭취하지 않는 사람들에 비해 무려 2배나 많았던 것이다. 이와 같이 마늘이 우수한 강장제 작용을 하는 것은 마늘에 함유되어있는 무취 영양 성분인 사티바민 복합체에 정자의 형성과 성 호르몬의 분비를 활발하게 하는 기능이 있기 때문이다.

사티바민 복합체란 마늘만이 함유하고 있는 물질인데, 유황이 함유되어있는 복합체를 말하는 것으로, 정자 형성을 하는 것 외에도 체력 증강, 간 기능 회복, 혈장 콜레스테롤 저하 등 여러 가지 작용을 하고 있다. 성분을 파괴하지 않는 형태로 계속 먹으면 정력 증강 뿐만 아니라 건장한 체력을 유지하는 데에도 도움이 될 것이다.

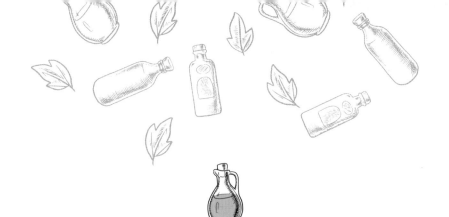

2. 초란

 만드는 법

① 날계란 1개와 식초 한 홉(180~200ml) 그리고 뚜껑
   이 있는 유리병을 준비한다.

② 날계란을 깨끗이 씻고 마른 행주로 물기를 완전히 없
   앤다.

③ 준비된 병 속에 식초를 붓고 날계란을 껍질째 넣는다.

④ 병의 뚜껑을 닫은 후 온도가 20~25℃를 항상 유지
   하 도록 하고, 어두운 곳에 놓아둔다.

⑤ 1주일 정도 지나면 계란의 껍질이 녹아 없어진다.

⑥ 껍질 내부의 얇은 막은 녹지 않으므로 계란을 터뜨려
   서 건져낸다.

⑦ 남아있는 계란과 식초를 잘 저어 섞는다.

주의할 점

① 초란을 만들 때는 좋은 식초를 사용해야 하는데, 현미 식초가 가장 좋다.

② 현미식초에는 귀중한 아미노산이 많이 들어 있어 식도나 위에 부담을 적게 주며 혈액이 엉기는 것을 풀어 주어 혈액순환이 원활하도록 해준다.

③ 반드시 유정란을 이용해야 한다.

 보존법과 복용법

① 신선한 냉장고에 보관한다.

② 하루에 술잔으로 하나 정도(약 20ml)씩 아무 때나 마신다. 단, 위가 약한 사람은 식후에 마시는 것이 좋다.

 효능

① 초란은 당뇨병, 고혈압, 간염 등에 많은 효과가 있는 것으로 알려졌다.

② 초란은 배뇨를 도와주며 변비를 낮게 해주며, 스트레스에 대한 저항력을 증강시키고 혈압도 안정시키며, 피로도 없앤다.

③ 초란은 구연산과 칼슘, 아미노산, 비타민 등의 함량
이 높아 비만에도 효과가 있다.

④ 초란은 이와 함께 간 기능 활성화와 당뇨병에도 효과
가 있는 것으로 나타났다. 왜냐하면 식초 자체에 함
유된 10가지의 아미노산 작용과 초란 속의 달걀은 당
뇨병 환자 에게 발생하기 쉬운 혈액순환 장애를 막아
주고 당분 처리 도 해주기 때문이다.

⑤ 심장의 기능을 정상화시키고 수독(水毒)을 개선하는
작용도 하므로, 피로나 스트레스, 추위 따위로 몸의
정상적 인 수분 처리가 원만하게 진행되지 못해 소변
과 땀 등으로 배출해야 할 수분이 콧물로 나오는 경
우에도 효과가 있다.

⑥ 생리통에도 좋은 것은 몸을 따뜻하게 하고 기혈의 흐
름을 도와 혈액순환을 원활하게 해주기 때문이다.

 ## 만드는 법

① 콩, 식초, 주둥이가 넓은 병을 준비한다.
② 콩을 마른 천으로 깨끗이 닦는다.
③콩에물기를 제거한후병속에넣는다.
④ 콩이 잠기도록 식초를 많이 붓는다. 나중에라도 콩이
보이면 보이지 않을 정도로 식초를 더 붓는다.
⑤ 1~2일정도 지나면 먹을 수 있으나, 콩의 풋내가 나서
먹기 힘들면 5~7일 정도 더 두었다가 먹으면 된다.

① 식초는 천연 양조식초 중 현미식초를 사용한다. 현미식초는 풍부한 아미노산과 유기산이 포함되어있어 식초 콩 을 담그는데 제일 좋다.

② 콩은 알갱이가 크고 신선한 것을 사용하며, 검정콩이 나노란콩이좋다.

③ 콩의 풋내를 제거하고자 할 때에는 프라이팬에 볶아서 사용하면 된다.

④ 용기는 뚜껑이 있고, 넓은 유리병으로 한다.

⑤ 금속제의 용기는 식초에 의하여 부식되기 쉬우므로 절대 사용해서는 안 된다.

⑥ 콩이 충분히 잠길 정도로 식초를 붓는다. 그렇지 않으면 곰팡이가 끼거나 변질할 우려가 있다.

⑦ 콩을 용기의 3분지 1이나 2 지점까지 붓는다.

⑧ 용기에 물기가 없도록 잘 닦아야 한다.

보존기간과 보존 방법

① 식초 콩은 담근 다음에는 병의 뚜껑을 닫고, 여름철에는 냉장고에, 겨울철에는 난방이 들어가지 않고 태양광선 이 직접 닿지 않은 곳에 보관하도록 한다.

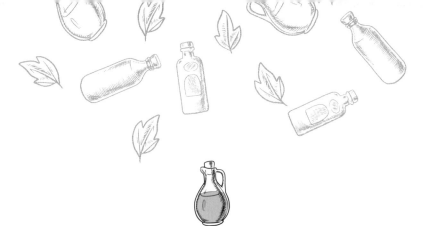

3. 식초 콩

 주의할 점

② 담그고 나서 하루가 지나도 먹을 수 있으나, 5일~7
일이 지나면 맛이 더욱 들어 순하고 먹기에 좋다. 이
때 노란 콩은 깨끗한 호박색을 띠게 된다.

③ 보존기간은 보존 상태에 따라 다르지만, 대략 1개월
정도로 한 번 담글 때 약 2주일 정도 먹을 분량을 담
그는 것이 좋다. 많이 담가 놓으면 곰팡이가 낄 염려
가 있기 때 문이다.

먹는 양과 시간

① 식초나 신 것을 좋아하지 않는 사람도 차츰 익숙해지
   면 맛있게 먹을 수 있다.
② 한꺼번에 너무 많이 먹으면 위장이 통증을 느끼면서
   구역질이나 설사를 하게 된다.

 ## 식초콩의 효능

① 신경세포를 강하게 하는 콩 레시틴
   신경세포는 긴 돌기상으로 되어있는데, 바깥쪽은 레
   시틴 의 막으로 덮여 있다. 뇌로부터 지령은 이 돌기
   를 따라서 전달되는 것이다.
   이 때 레시틴이 부족하면 지령 전달은 원활하게 할 수
   없기 때문에 레시틴이 부족하지 않도록 보급해주는
   것이 무엇보다도 중요하다. 레시틴이 많을수록 세포
   는 강하게 되 고 적어지면 세포가 약해지는 것이다.
   또 스트레스라는 자극에 의해 신경세포가 받는 피해
   로 인해서 뇌의 전달되는 정보의 종류도 달라지게 된
   다. 즉 과잉반응을 하면 과잉 방어하는 결과가 되며,
   그것이 오래 지속되면 피로는 누적되기 마련이다.
   그러므로 세포를 강화하여 스트레스에 강하게 해주
   면 부담은 그만큼 줄어들게 되는 것이다.
   콩에는 무엇보다도 세포를 튼튼하게 하는 레시틴이

많이 들어있으므로 콩을 많이 먹음으로써 스트레스에 강한 건강 한 세포를 유지할 수 있다.

또 콩에는 지방분을 구성하고 있는 리놀레산에 스트레스 에 대한 방어 분비선인 부신의 기능을 강화해주는 기능도 있다고 알려져 있다.

② 고혈압에 좋은 식초 콩

고혈압에는 식초 콩이 제일 좋은 식품이다.

우리의 혈압은 여러 가지 요인으로 인해 쉽게 움직인다. 심장이 내보내는 혈액의 양, 혈액의 점성, 말초 혈관의 저 항에도 혈압이 변한다.

고혈압의 원인으로 여러 가지가 있지만, 혈액 속에 흐르는 콜레스테롤이 혈액의 흐름을 막아주는 것이 가장 큰 원인이고, 대부분의 고혈압이 이로 인해서 발생하는데, 이 콜레스테롤의 생성 원인은 현대인의 식생활과 밀접한 관계가 있다. 따라서 이 콜레스테롤의 제거방법으로는 식이요법을 사용하지 않을 수 없는데, 그 중의 하나가 식초 콩을 많이 복용하는 것이다.

또한 심근경색을 예방하는 자위수단으로 식초를 많이 사 용하는 것이다.

식초는 혈액을 정화해주고 혈관에 부착된 콜레스테롤을 제거해주므로 식초를 많이 사용한 식사 메뉴가 제일 좋다.

또 한 가지 식초와 마찬가지로 효력이 있는 식품이 콩이 다. 콩의 지방분을 구성하고 있는 리놀레산은 혈관에 부착 된 콜레스테롤을 줄이는데 한 몫을 단단히 하고 있다.

또 콩의 아미노산에는 비타민 C와 비타민 E의 작용을 돕는 기능이 있기 때문에 동맥경화를 방지한다. 그러므로 이 식초와 콩을 함께 먹을 때는 그 효과는 우리의 상상을 초월할 것이다.

③ 당뇨병에 좋은 식초 콩

식초는 피로 물질을 쫓아내고 몸을 활성화시킴으로써 피로에서 오는 호르몬의 언밸런스를 조절해준다. 당뇨병에 걸리면 수분의 섭취양이 많아지고 그만큼 소변 양도 많아진다. 그렇게 되면 간장에 부담이 되고 그만큼 수분의 대사 이상을 일으키게 되는데, 간장의 기능을 높이는 콩을 적극적으로 먹음으로써 막을 수 있다.

④ 노화방지에 좋다

혈관을 깨끗이 해주는 식품이 식초 콩이라는 것은 앞에 서 설명했지만, 식초 콩은 혈관 속에 있는 콜레스테롤을 대청소 해주는 최상의 식품이다.

다음으로는 피를 더럽히지 않도록 해야 하는데, 피를 더럽히지 않는 방법으로는 여러가지 있지만 우선은 과산화 지질을 없애는 것부터 시작해야 한다.

일단 과산화 지질을 대량으로 함유하고 있는 식품을 먹 지 않도록 해야 하지만, 어쩔 수 없이 먹게 될 경우 과산 화 지질의 작용을 억제하도록 해야 한다.

여기에도 콩의 리놀레산과 식초의 효과가 크게 작용한 다. 또 콩의 사포닌의 효과도 주목할 필요가 있다. 사포닌에도 몸에서 과산화 지질을 쫓아내고 노화를 방지하는 기능이 있기 때문이다.

콩에는 인체에 필요한 다섯 가지 사포닌이 함유되어 있다 는 것이 최근 연구 결과로 알려져 있다.

무엇보다도 식초가 갖는 혈액 정화 작용과 콩의 정화 작 용이 상승효과를 기대할 수 있는 것이 식초 콩으로, 식초 콩을 먹고 건강한 뇌와 세포를 유지할 수 있다면 노화 같 은 두려움에서 벗어날 수 있을 것이다.

⑤ 변비에 효과가 있다

변비를 해소하기 위해서는 섬유질이 많은 식품을 많이 복용해야 된다. 일반적으로 식품 섬유성분인 셀룰로오스, 헤미 셀룰 로오스, 리그닌 이 세 가지를 총칭해서 섬유질 이라고 한다. 이 식물 섬유가 장내의 흐름을 원활하게 해 준다.

콩은 식물섬유의 보고라 할 수 있을 정도로 섬유질 이 많은 식품이다. 그 중에도 특히 사포닌이라는 콩의 성분은 장의 기능을 활발하게 하여 변통이 잘 되게 하는 기능을 가지고 있다.

사포닌이라는 것은 콩을 먹었을 때 나오는 거품 속에 있 는 성분인데, 이 거품이 대장을 자극하는 것이다. 콩을 먹으면 장내에서 사포닌의 기포성이 발휘되고,

그 거품이 대장과 대장 벽을 자극하여 혈액순환을 원활하게하고, 대장의 활동을 자극시키는 것이다.

대장이 좋아지면 당연히 영양분의 흡수도 좋아지고 변도 좋아지므로 변비에는 없어서 안 될 식품이 바로 식초 콩인 것이다.

⑥ 건강한 아이를 만드는 식초 콩

식초와 칼슘은 대단히 잘 어울리는 음식물로, 식초는 섭 취한 칼슘을 효과적으로 흡수하여 풍부하게 함유할 수 있 게 해준다.

콩은 100mg당 240mg의 칼슘을 보유하고 있다. 일반적 으로 지금까지 가장 많이 칼슘을 보유하고 있는 우유는 100g 중에 100mg 밖에 보유하고 있지 않다. 칼슘의 함유량만 비교하면 단연 콩이 최고 식품인데. 콩 의 칼슘은 흡수가 잘 되지않는다. 또 콩은 익히게 되면 100mg 중 70mg으로 칼슘의 양이 줄어든다.

그러나 식초 콩은 그대로 먹을 수 있고, 또 식초가 칼슘 을 용해하기 때문에 대담히 흡수하기 쉽다. 따라서 콩의 칼슘을 전부 흡수하기 쉬운 형태로 먹을 수 있는 식초 콩 은 성장기 아이들에게 대단히 좋은 식품이다.

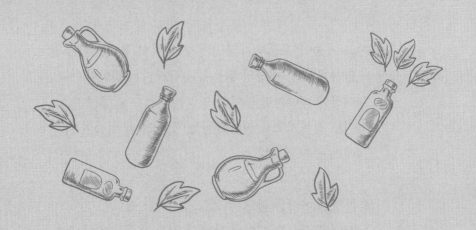

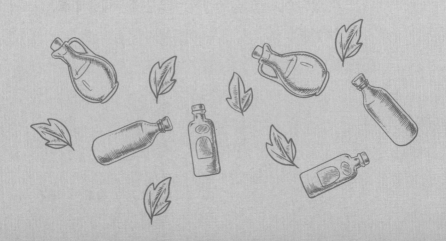

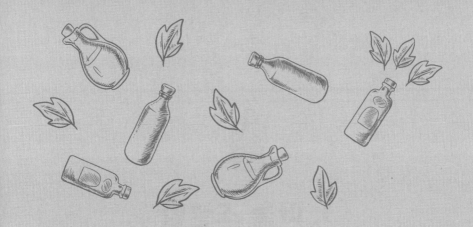

8
초절임

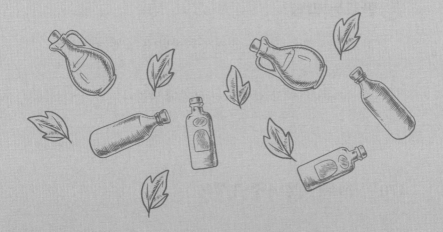

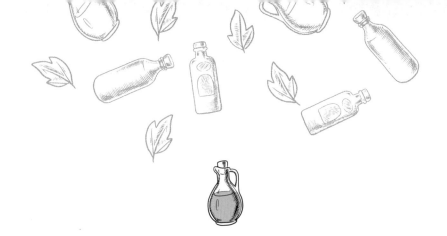

1. 마늘 초절임

재료

- 마늘 −4통
- 현미식초

 만드는 방법

① 마늘을 작은 쪽으로 벗겨서 하룻밤 물에 담겨서 매운 맛을 뺀다.

② 물기를 잘 빼고 입구가 큰 용기에 담는다.

③ 현미식초 혹은 과실식초를 마늘이 완전히 잠길 때까지 듬뿍 넣는다.

④ 용기를 덮고 온도의 변화가 적은 곳에 둔다. 기온이 높을 때는 냉장고에 보관한다.

⑤ 1개월간 절인다.

 ## 성분과 효능

당질은 20% 함유되어있는데 초절임에서는 당화, 발효는 되지 않음으로 초산이 늘어나는 일은 없다.

마늘에는 과실에 비해 단백질이 많은데, 현미와 거의 비슷한 정도로 8.4%함유되어있다. 비타민 B 1, B2가많다.

식초에 담근 작은 마늘을 하루에 1~3쪽을 먹거나 마늘 식초를 하루에 3분의 1컵 정도 마시면 해열이나 감기의 여러 가지 증상인 기침, 냉증, 불면에 좋으며, 허약체질인 사람에게는 위장을 튼튼하게해 자양, 강장에 좋다.

그 밖에 마늘 식초에 생강즙을 섞어 마시면 더위 먹는 것을 막을 수 있고, 타박상, 삔 곳에도 효과가 있다.

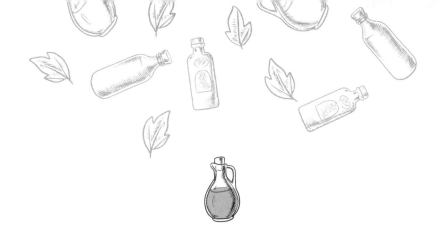

2. 검정콩 초절임

재료

.검정콩 −200g

.현미식초 또는 과일식초

검정콩은 벌레 먹지 않은 알찬 것으로 한다.

 만드는 방법

① 콩을 물로 씻어 먼지를 제거하고 약 30분간 물에 담
   가 떫은맛을 제거한다.
② 콩은 물기를 잘 빼고 입구가 큰 병에 담아 현미식초

를 듬뿍 넣는다.

③ 덮개를 해 밀봉하고 직사광선이 닿지 않은 곳에 둔 다.

④ 콩이 식초를 빨아들여 액면으로 떠오르지 않도록 수 시로 확인하고 필요할 경우에는 식초를 더 넣는다.

⑤ 실내온도라면 5~7일 만에 부드러워져 먹기 좋으나 그 후 냉장고에 1개월 더 보관한다.

 ## 성분과 효능

콩은 식용유의 원료가 될 정도로 많은 식물유를 함유하고 있는데, 그 가운데서도 지방 대사를 촉진하고 클레스테 롤이나 지방의 배설을 원활하게 하는 불포화지방산이 듬뿍 들어있다.

검정콩 초절임을 하루에 5~ 10알정도 먹으면 고혈압 예방이 된다는 것은 널리 알려진 사실이다. 그런데 특이한 것은 검정콩을 먹으면 낮추기가 힘든 최저 혈압도 낮춘다는 것이다.

초절임 콩을 먹다가 중단하면 다시 혈압이 오르는데, 초 절임 콩의 어떤 부분이 혈압을 올리는데 작용하는 것으로 생각된다.

고혈압에 직접 작용하는 것은 체내 나트륨의 배설을 촉진하는 칼륨과 배당체 사포닌이다. 아미노산이나 레시틴이 노화된 세포를 새로운 것으로 바꾸어 동맥의 유연성을 유지하고 리놀산이 지방의 축적을 막아 동맥경화를 예방하고, 비타민이 신진대사를 촉진하는 등 콩 속의 성분 대부분이 간접적으로 고혈압을 예방하는 역할을 하고 있다.

콩 단백질은 초절임해서 아미노산 발효는 하지 않음으로 흡수된 뒤에 소장이나 간에서 아미노산으로 분해된 다음 필요한 단백질로 재합성된다. 즉 현미식초 등의 아미노산에 비하면 간 기능을 증진하거나 신진대사를 원활하게 하는 작용을 나타내게 하는 데는 시간이 오래 걸린다.

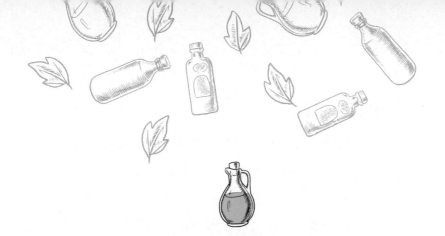

3. 땅콩 초절임

재료

.엷은 껍질이 붙어있는 땅콩 −200g

.현미식초

초절임에 사용하는 땅콩은 갈색의 엷은 껍질이 붙어있는 것을 사용한다.

땅콩에는 땅콩류라는 리놀산, 리놀렌산을 듬뿍 함유한 식용류가 많고, 엷은 껍질이 없는 것은 공기에 접하고 있 는 부분의 지방산으로 변하기 쉽기 때문에 질좋은 초절임 땅콩을 만들 수 없다. 엷은 껍질에도 유효성분이 함유되어 있으므로 그대로 절이는 것이 좋다.

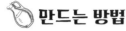

만드는 방법

① 엷은 껍질이 붙은 땅콩을 입구가 큰 용기에 넣는다.
② 땅콩은 콩만큼 초를 빨아들여 부풀지 않기 때문에 현미식초는 땅콩이 잠길 만큼 넣는다.
③ 덮개를 덮고 3~5일 정도 냉장고에 보관한다.

성능과 효능

땅콩의 단백질이나 비타민, 무기질의 함유량은 콩과 비슷해서 쌀. 보리에 부족하기 쉬운 함황아미노산을 보급하는데 가장 적합하고 그 밖에 필수 아미노산이 함유되어있다.
땅콩 초절임은 초절임 콩과 마찬가지로 고혈압, 동맥경화의 예방, 피로회복, 지방 대사를 원활하게 하고 비만 해소, 냉증 개선에 효과가 있다는 것으로 밝혀졌다.
먹기 시작한 지 1~3개월에 효과가 나타나는 사람이 가장 많음으로 중도에 그쳐서는 안 된다.
신맛이 지나치게 강할 때에는 꿀 등을 묻혀서 먹는 것도 좋다.

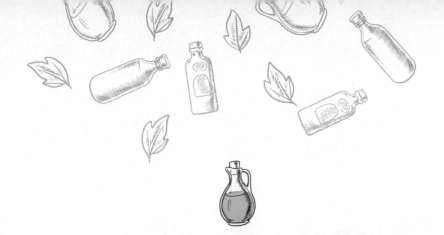

4. 매실, 살구 초절임

재료

- . 매실또는살구-1kg
- . 현미식초

매실이나 살구는 열매가 단단하고 잘 익은 것을 이용한 다.

 만드는 방법

① 매실이나 살구는 하룻밤 물에 담가 떫은맛을 제거한 다.

② 물기를 잘 빼고 입구가 큰 용기에 넣어 매실이나 살 구가 완전히 잠길 때까지 현미식초를 넣는다.

③ 담근 용기를 덮어 햇빛이 닿지 않는 곳에 보존한다.

④ 1개월 정도 지나면 열매를 끄집어내고 식초는 냉장고 에 보존한다.

 성능과 효능

매실과 살구는 당분이 많으므로 식초의 원료가 되고 있 다. 초절임으로 사용하면 매실이나 살구에 부족한 아미노산 이 충당되고 더욱 영양가가 높은 식료품으로 사용할 수 있 다. 그리고 칼슘, 칼륨, 철을 많이 함유하고 있으므로 빈혈, 변비 등으로 시달리는 여성들이 복용하면 효과를 보게 될 것이다.

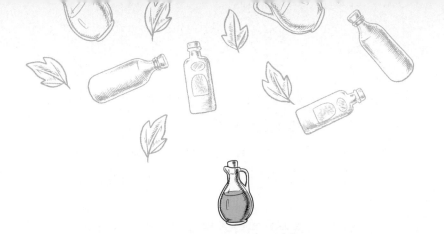

5. 오이 초절임

재료(1회 만드는 적량)

- 오이 (중) −7개 .클로브 −5~6개
- 마늘 −1쪽 .현미식초 −2컵
- 월계수 잎 −1 장 .미림 −2/3 컵
- 붉은 고추 −1개 .천연 소금 −약간

만드는 방법

① 오이는 씻어서 소금을 바른 다음 양쪽 끝을 잘라내어
   물에 씻어 3등분한다. 이 때 도마 위에 오이를 굴리
   면 색깔이 좋아진다.

② 물 4컵에 소금 6큰술을 넣어 녹인 다음 여기에 오이
　 를 넣어 가볍게 돌로 눌러 하룻밤을 둔다.
③ 식초, 미림, 소금 1/3큰술, 얇게 썬 마늘, 월계수 잎,
　 씨를 뺀 붉은 고추, 클로브를 작은 냄비에 넣고 데친
　 다음 식힌다.
④ 오이를 꺼내 물기를 닦아 병에 넣고 ③을 부어 밀봉
　 한다.

 효능

초절임은 담근 이튿날부터 먹을 수 있으나 이틀 뒤에 먹으
면 더 맛이 있다. 붉은 고추는 취향에 따라서 2~3 일뒤에 꺼
내도 좋다. 이절임즙은 2번 사용 할수있다.
오이에는 부기를 제거하고 몸을 식히는 기능이 있으므로 흥
분이나 고혈압, 부기가 잦은 사람에게 권한다. 또 가지에 도
식히는 작용이 있는데 가지를 졸일 때는 생강즙을 내서 함께
복용하는 것도 좋다고 말하는 사람도 있다.
오이 초절임은 식욕을 돋구고 절임식품 대용으로도 먹을 수
있다. 특히 여름에 먹으면 별미이다.

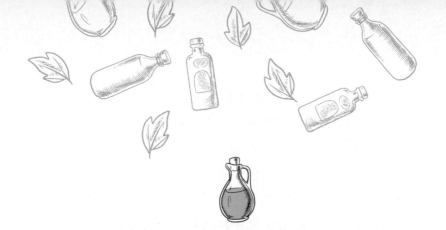

6. 연근 초절임

재료(1회 만드는 적량)

- 근 – 300g . 청주 – 2 큰술
- 매식식초 –1컵. 붉은 고추 (소) –1/2개
- 미림 –2/3 . 현미식초 –2큰술
- 다시국물 –1/2 컵. 천연 소금 –약간

 만드는 방법

① 연근은 껍질을 벗겨 꽃 모양이 되게 5㎜ 두께로 둥글
게 썰어 식초 1~2방울을 떨어뜨린 물에 10분 정도
담근 다음 소쿠리에 건져 물길을 뺀다.

② 끓는 물에 현미식초 2큰술을 넣고 ②의 연근을 넣어
   익을 정도로 데친 뒤 소쿠리에 담아 물기를 빼고 1개
   씩 물기를 잘 닦는다.
③ 씨를 뺀 고추의 모든 양념과 다시국물을 작은 냄비에
   넣고 한 번 끓인뒤 식힌다.
④ 병에 연근을 넣고 ③을 부은 뒤 뫼봉한다.

 효능

연근은 예로부터 기침을 멎게 하고 담을 없애기 때문에 민간
약으로 애용하는 한편 숙취나 설사를 예방하는 것으로 알려
졌다.

또 비타민 C나 칼륨, 팩틴 등도 풍부하다. 감기를 예방 하고
염분의 배설에도 좋으며, 고혈압이나 변비가 있는 사람들에
게도 대단히 효과가 있다. 연근 초절임은 담근 이튿날부터
먹을 수 있다.

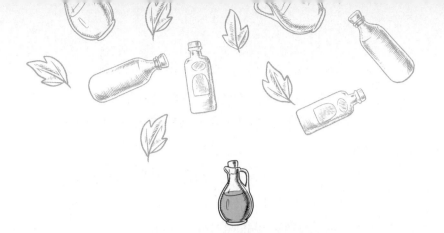

7. 양파 초절임

재료(1회 만드는 적량)

- 작은 양파 −20 개 . 현미식초 −2컵
- 클로브(향료) −5 개 . 다시국물 −1컵
- 붉은 고추 −1개 . 미림 −4큰술
- 월계수 잎 −1 장 . 천연 소금 −약간

 만드는 방법

① 작은 양파는 통째의 둥근 것이 모양이 좋다. 양쪽 끝
을 잘라내어 껍질을 벗기고 소금은 양파의 3% 정도

로 뿌리고 가벼운 돌로 눌러 하룻밤을 둔다.

② 이튿날 양파를 소쿠리에 담아 끓는 물을 붓고 물기를 뺀다.

③ 식초, 다시마 국물, 미림, 소금 1/4작은 술을 넣고 불에 올려놓고 끓인다. 불을 끄고 클로브, 씨를 뺀 붉은 고추, 월계수 잎을 섞어서 식힌다.

④밀봉할 수있는병에②를넣고③을쏟아붓는다.

 ## 효능

양파 초절임은 2주일 뒤에 먹을 수 있는데 처음의 1주일 은 실내의 상온에서, 그 뒤에는 냉장고에 넣어두면 맛이 더 좋다. 양파의 매운맛이 없어지면 교자 비슷한 맛이 난다.

이것은 비타민 B 1, B2, 구연산 등의 상승작용으로 인해 피로가 제거되고 정력증강에 효과가 있다. 또 여름에 지치기 쉬운 사람이나 만성피로가 있는 사람이 특히 먹을 만하다.

양파 초절임은 그대로 먹어도 맛이 있고, 양념으로 사용 해도 좋다.

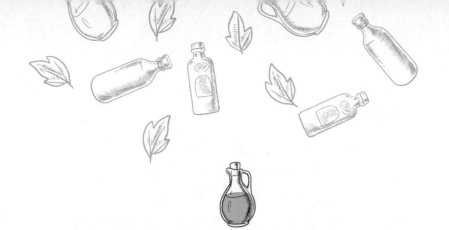

8. 호박 초절임

재료(1회 만드는 적량)

- 호박 –1개 . 현미식초 –2컵
- 붉은 고추 –1개 . 다시국물 –1컵
- 월계수 잎 –1 개 . 미림 –1/2 컵
- 통후추(검은 것) –3~4 알 .
  꿀 –1큰술
- 천연소금 –약간

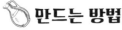 **만드는 방법**

① 호박은 완전히 익지 않은 것이 좋다. 세로로 반을 잘라 속을 갈라내어서 잘 씻고 3㎜ 두께로 썬다.
② 충분히 물을 끓여서 소금 1작은 술을 넣어 끓인 다음 호박을 넣어 2분간 삶은 뒤, 소쿠리에 건져 펼쳐서 식힌다.
③ 작은 냄비에 현미식초, 다시국물, 미림, 소금 1/2작은 술을 넣어 엊고 젓가락으로 휘저어 굴을 녹인 다음 잘 식힌다.
④ 병에 ②와 월계수 잎, 씨를 뺀 붉은 고추, 통후추를 넣고 식힌 ③을 부어 밀봉한다.

효능

호박 초절임은 이튿날부터 먹을 수 있다. 카토틴이나 비타민 B 1, 식용섬유가 풍부한 호박과 식초의 구연산이 상승 작용하여 온몸의 저항력을 강화하고 체력을 튼튼하게 한다. 감기에 걸리기 쉬운 체질과, 허약체질인 사람에게 좋다.

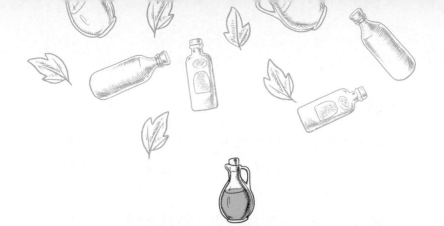

9. 감잎 초절임

■ 재료(1회 만드는 적량)

- 감의 어린 잎 −20~30매
- 현미식초

잎도 먹을 경우에는 4~6월의 잎이 좋다.
또 7~8월의 짙은 녹색 잎을 담가 식초를 사용해
도 쏩양 가가 높은 감 잎 초절임이 된다.

만드는 방법

① 감잎을 잘 씻어 물기를 닦아낸다.

② 입구가 큰 병에 현미식초를 넣고 감 잎을 한 장씩 떨어뜨린다.

③ 덮개를 덮고 직사광선이 비추지 않은 곳에 보관하고, 어린 잎이라면 7~10일이 지난 후에 꺼내어 복용한다.

④ 7~8일간 잎을 담갔을 때는 1개월간 둔 다음에 잎을 꺼낸다.

 성분과 효능

감 잎에는 비타민 C가 레몬의 약 5배 함유되어 있으므 로 비타민 C의 부족의 여러 증상에 효과가 있다. 신진대사 를 원활하게 하고 감기에 잘 걸리지 않게 하는 등의 저항 력을 높인다.

식초는 비타민 C를 분해하는 아스코르비나제를 파괴해 비타민 C의 손실을 막기 때문에 초절임으로 잎에 듬뿍 함 유되어 있는 비타민 C를 통째로 흡수할 수 있게 된다.

그 밖에 감 잎에는 프로비타민 A, 엽록소, 칼륨도 많이 함유되어있어 고혈압, 타박상 등에 효과가 있다. 삔 곳, 벌 레 물린 곳의 환부에 감잎 초절임을 붙인다.

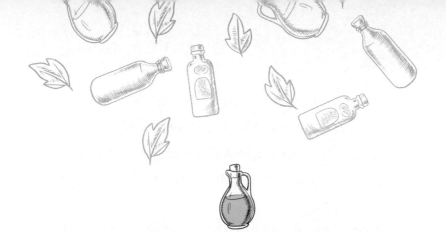

10. 우엉 초절임

재료(1회 만드는 적량)

- 우엉(대) -1 개 . 간장 -3큰술
- 붉은 고추(중) -1 개 . 미림 -3큰술
- 현미식초 -1컵 . 청주 -2큰술
- 다시국물 -1/2 컵 . 천연 소금, 감식초 -각 약간

 만드는 방법

① 우엉은 수세미로 잘 씻고 칼의 등으로 껍질을 긁어내

3㎝두께로 썰어 식초 1~2방울을 떨어뜨린 물에 담가 떫은맛을 우려낸 다음 소쿠리에 담는다.

② 끓는 물에 식초를 떨어뜨리고 소금을 약간 뿌린 다음 우엉을 넣고 약간 익힐 정도로 데쳐서 소쿠리에 건져 내 식힌다.

③ 작은 냄비에 분량대로 현미식초, 다시국물, 간장, 미림, 씨를 뺀 고추, 청주를 넣고 살짝 끓인 다음 잘 식힌다.

④ 병에 ②의 우엉을 넣고 ③을 쏟아 부어 밀봉한다.

 효능

우엉은 식물섬유가 많기 때문에 장내의 노폐물 배설에 도움이 되고, 변비, 고혈압, 당뇨병, 비만 등에 효력이 있 다.

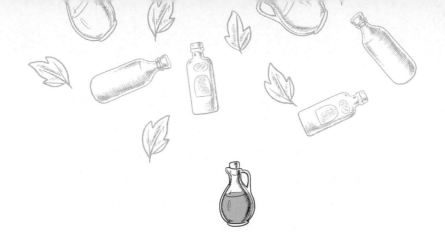

11. 목이버섯 초절임

재료(1회 만드는 적량)

- 목이버섯(말린 것) −30g . 다시 국물 −1/4 컵
- 현미식초 −1/2 컵 . 청주 −2큰 술
- 간장 −1/4 컵 . 붉은 고추 −1개
- 미림 −3큰 술

 만드는 방법

① 말린 목이버섯은 물에 불리면 대단히 커지므로 잘 씻

은 뒤 끓는 물로 살짝 데친다. 한 입 크기로 썰어 물
에 담가 불린 뒤 물기를 빼낸다.
② 씨를 뺀 붉은 고추와 조미료, 다시 국물을 작은 냄비에
합쳐서 불에 올려놓고 끓기 직전에 내려 잘 식힌 다.
③ 입이 큰 병에 목이버섯을 넣고 ②를 부어 뫼봉한다.

 ## 성분과 효능

목이버섯은 산에서 채취한 것이 대부분이어서 모래 등이 붙
어 있으므로 불리면서 잘 씻어내야 한다.
목이버섯 초절임은 이튿날부터 먹을 수 있다. 철분, 칼 슘,
비타민 B 1, 비타민 B 2, 나이아신 등이 풍부하므로 빈혈 이
나 저혈압, 허약체질, 변비, 또한 젊은 나이에 흰 머리가 나
는 분들에게 좋다.
시큼한 것을 잘 먹지 못하는 사람도 어렵지 않게 먹을 수 있다.

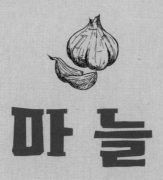

마 늘

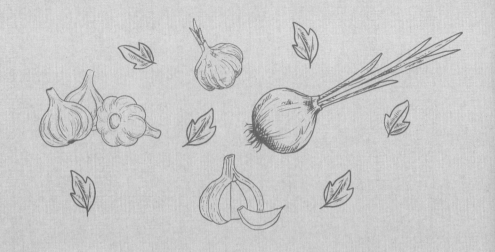
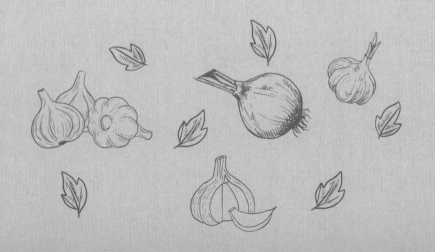

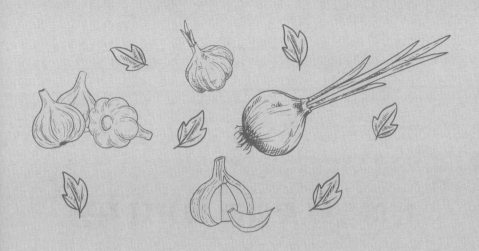

1
마늘의
생산 유래와 특성

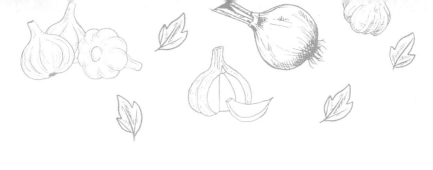

1. 마늘의 모양과 10가지 특성

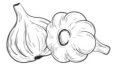

마늘은 백합과의 다년생 초본으로 밭에서 흔히 농가에서 재배할 수 있는 식품이다.

마늘의 모양은 비늘 줄기가 크고 연한 갈색의 껍질 같은 잎에 싸여 있으며, 안쪽에 4에서 10개의 작은 비늘 줄기가 꽃줄기 주위에 돌려붙어 있다.

마늘쪽은 등이 활처럼 굽고 3~4모가 졌으며, 붉은 갈색의 비늘잎으로 흰 부분이 있다. 잎은 어긋나고 긴 피침 형으로 끝이 흔히 말리며, 밑동은 통 모영의 잎 집이 되어 줄기를 감싼다.

마늘은 7월에 잎 속에서 높이 60cm 정도의 꽃줄기가 나와 곧게 서며, 그 끝에 1개의 큰 산형화서가 달리고, 총포는 길며 부리처럼 뾰족하다. 꽃은 연한 홍자색을 띠며, 꽃사이에 많은 무성아가 달리고, 화피는 6조각으로 타원상피 침형이며, 바깥쪽의 것이 보다 크다. 수술은 6개이며 화피보다 짧고, 밑 부분에 2개의 돌기가 있다.

마늘의 10가지 특성

마늘의 특성으로 여러 가지 있으며, 그 특성이 우리 인체에 미치는 효과에 대해서 본서 여러분에서 다루겠으나 그 특징을 요약하면 다음과 같이 10가지로 말할 수 있다.

① 다른 식용물질과 결합하여 보다 큰 작용을 한다.
② 흡수성, 침투성, 대사성이 강하다.
③ 살균작용이 강하기 때문에 이용범위가 넓다.
④ 치료효과 보다 예방효과가 우수하다.
⑤ 효과가 빠르게 나타나기 때문에 효과를 바로 알 수 있다.
⑥ 몸에 부드럽고 부작용이 없다.
⑦ 조리에 따라 맛에 폭이 넓다.
⑧ 언제, 어디서나 싼 값으로 구할 수 있다.
⑨ 간단한 방법으로 장기보존이 강하다.
⑩ 만병통치약이라고 할 수 있다.

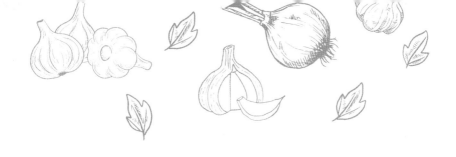

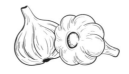

2. 원산지 및 분포 현황

마늘의 야생종은 발견되지 않았으며 원산지에 관해서는 서부 아시아라는 설외에 여러 가지 설이 있어 원산지가 어디인지 아직까지 분명하게 밝혀지지 않았으나, 온대 유럽 원산으로 보는 학자도 있다. 마늘 재배는 고대 이집트·그리스 시대부터 시작되었으며, 근래에는 인도·중국·한국에서 많이 재배한다. 유럽에서는 지중해 연안에 보급되어 있고 아프리카에도 전파되었다. 중국에 전파된 것은 B.C. 21세기에 지금의 이란으로부터 도입되었다고 한다.

우리나라에 도입 시기

우리나라의 도입 시기는 명확하지 않으나 고려시대의 《향약 구급방》에 마늘의 일종이 재배된 기록이 있는 것으로 보아 적어도 고려시대 혹은 그 이전부터 재배된 것으로 생각된다. 현재 마늘은 전 세계적으로 많이 생산되고 있으나 주로 이탈 리아를 비롯한 남유럽, 미국의 루이지애나 · 텍사스 · 캘리포 니아, 아시아의 한국 · 일본 · 중국 · 인도, 서부 아시아 및 열 대 아시아 전역, 그리고 아프리카와 오스트레일리아 등지에 서 많이 생산되고 있다.

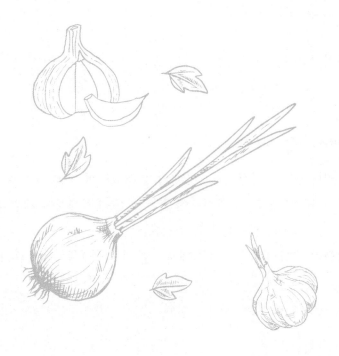

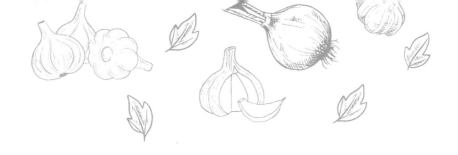

3. 마늘의 종류

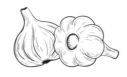

우리나라에서 재배되는 마늘의 종류로는 주로 다음과 같다.

여섯 쪽 마늘

우리나라에서 가장 널리 재배되는 마늘로서 6개의 큰 쪽이 돌려나듯이 붙고 그 중심부에 있는 짧은 줄기에 2~3개의 작은 쪽이 붙어 있는 것이다. 이것은 마늘통이 약간 모가 난 부정형이 되며 마늘쪽의 겉껍데기는 자주 빛을 띠는 것이 많다.

여러 쪽 마늘

잎과 잎 집이 가늘고 작은 쪽이 여러 개 생긴다. 마늘쪽이 작아서 이용하기 불편하나, 잎을 이용하는 데에는 적합하다.

장손마늘

마늘쪽이 10여 개나 되며 비교적 작고 껍질이 연하다. 이것은 마늘장아찌를 담그는 데 적당하다. 이외에 마늘은 생태적으로 온난한 지대에 적응된 난지 형과 한랭지에 적응된 한지 형으로 구별된다. 난지 형은 한지 형에 비해 저온단일성이고 휴면기간이 짧으며, 8~9월에 재식하면 곧 싹이 나와 연말까지는 상당히 큰 마늘로 생장한다. 남해 연안과 그 부근의 도서지방, 제주도에서 재배하는 마늘이 이에 속한다. 한지 형은 난지 형에 비해 고운 장일성으로 발근도 늦고 맹아도 늦어 대부분 연말까지는 지상맹아를 볼 수 없으며, 해동기부터 맹아가 생장한다. 대부분의 육쪽마늘이 이에 속하고 내륙 및 고위도 지방에서 재배된다.

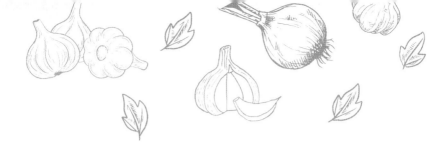

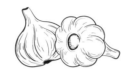

4. 마늘의 재배 방법

마늘은 온화한 기후를 좋아하며 내한성(耐寒性)은 파보다 약하다. 더위에도 약하며 6월 하순경에는 지상부가 마르고, 약 3개월간 휴면기에 들어간다. 파종 후 저온기를 경과하여야 비늘줄기의 비대가 촉진되므로 대개 10월 하순~11월 상순에 파종하는데, 이보다 빨리 파종하여 연내에 지상부가 자라날 경우 추위에 약하게 된다.

봄에 파종할 경우에는 해동되자마자 파종해야만 비늘줄기가 알차게 성숙된다. 파종 시에 복토를 얇게 하면 솟아 나와서 동해를 입으므로 약 2~3cm 가량 흙을 덮고 그 위에 두엄을 덮어 보온하고, 이듬해 3월 중·하순에 벗긴다. 심는 거리는 이랑 너비 45cm에 2줄을 모아 넓은 사이 30cm, 좁은 사이 15cm 가량으로 하여 넓은 사이에 덧거름을 주고, 포기 사이는 9~10cm 정도로 한다.

바이러스 방지를 위한 재배법

번식은 보통 비늘조각에 의하나 주아를 배양하여 사용하기도 한다. 이와 같은 마늘은 영양번식에 의해 재배되므로 바이러스에 한 번 감염되면 계속해서 바이러스에 감염된 것을 심게 되어 생산량이 크게 줄어든다. 이를 방지하기 위하여 조직배양에 의한 바이러스 무병 주를 생산·번식시켜 재배에 이용하고 있다. 토양은 유기질이 많으며 배수가 좋고 항상 적당한 수분을 지니는 점질양토가 적당하며, 마늘밭은 비옥해야하므로 잘 썩은 두엄을 많이 쓰고 덧거름은 4월 이전에 주어야 한다. 마늘잎이 2~3매 되는 때부터 고자리파리의 산란이 시작되므로 BHC와 같은 농약을 1주일에 1번 정도 뿌려서 방제해야 한다. 수확 후 저장 중에 맹아가 나타나면 저장성이 없어지므로 수확하기 10~14일전쯤에 맹아 억제재 MM30을 0.25~0.15%로 희석하여 살포한다.

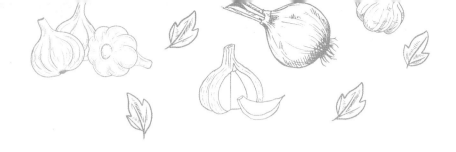

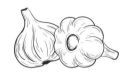

5. 주요 영양성분 및 효과적인 이용방법

마늘의 주성분은 수분 70%, 탄수화물 20%, 단백질 1.3%이며, 가식부의 무기물은 10,000분 중 회분 99, 칼륨 33m 칼슘 21, 마그네슘 5, 인산 5 등이 들어 있고, 비타민 B1, B2, C를 소량 함유한다.

마늘 특유의 자극적 냄새는 알리신 때문인데, 이는 전초, 특히 비늘줄기에서는 알리인 상태로 존재하다가 세포가 죽거나 파괴되면 공존하는 효소 알리나제에 의해 분해되어 항균성 물질인'알리신'으로 되는 것이다.

마늘의 영양성분에는 단백질, 당질, 인, 나트륨, 비타민 B1 등이 포함되어있다. 그리고 이런 성분은 몸의 리듬을 향상시키는 기능을 한다.

효과적인 이용방법

마늘의 비늘줄기는 양념으로 널리 애용되며, 구워 먹기도 하고 생으로 이용하기도 한다. 또 마늘종의 연한부분은 고추장 속에 넣었다가 반찬으로 이용하고, 아직 여물지 않은 마늘은 설탕·초·간장에 절여 마늘장아찌에는 분말로 가공된 마늘이 시판되고 있다. 생약의 호산은 비늘줄기를 말하며, 한방에서는 비늘줄기의 이뇨·거담·살충·구충·건위 및 발한약으로 사용한다. 구미 각국에서도 소스·육가공 및 향신료로 널리 쓰이며, 세계에서 마늘 소비가 가장 많은 나라는 중국과 남아메리카 북부의 여러 나라이고 한국도 그 나라 못지 않게 많은 편이다.

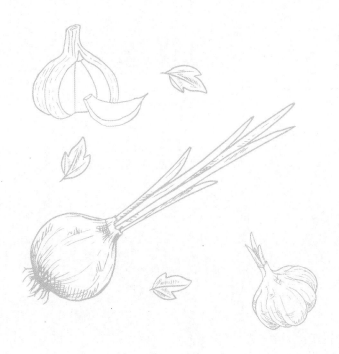

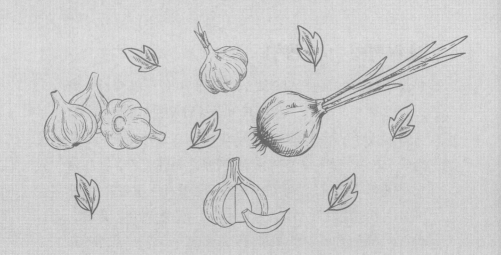
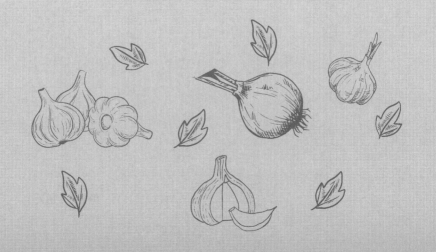

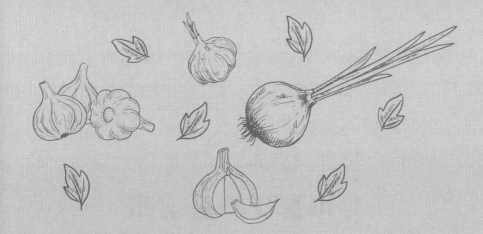

2
마늘의
신비한 힘

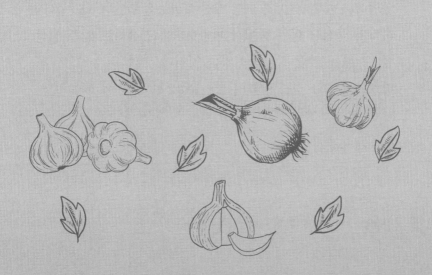

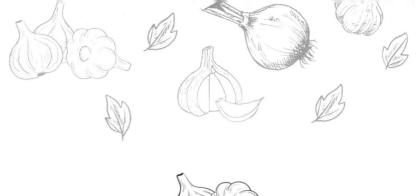

1. 마늘의 사용 유래

오늘날처럼 마늘성분이 과학적으로 증명되기 전인 아득한 옛날부터 사람들은 마늘의 뛰어난 약효를 경험적으로 알고 있었다. 그리하여 인간이 마늘을 먹기 시작한 것은 지금으로부터 4천 5백여년전인 바벨로니아 왕의 왕실 식탁용으로 사용된 것으로 전해진다. 또한 고대 이집트에서 피라미드 건설에 참여한 노동자들은 마늘을 먹었기 때문에 중노동을 견딜 수 있었다는 기록이 있고, 노임 대신에 마늘을 받았다고도 한다. 사막의 극심한 더위 속에서 피라미드를 건설하는 일은 상상할 수 없을 만큼 중노동이었을 것이다. 이런 노동자들에게 마늘을 줬다는 것은 마늘이 정력증강, 피로회복에 효능이 있다는 것을 당시의 사람들이 잘 알고 있었기 때문일 것이다.

결핵과 페스트 치료제로 사용

유럽에서는 중세에 크게 유행한 결핵과 페스트 치료약으로 마늘이 사용되어 상당한 효과를 거뒀다. 이것을 계기로 마늘이 악마를 쫓는 힘이 있다고 믿어 출입문에 장식하는 풍습이 생겼고 지금도 액막이용으로 사용하는 지방이 있다고 한다. 이와 같이 마늘은 예로부터 요리의 양념뿐 아니라 해열제나 감기치료약으로 사용하는 등 그 약효는 동서고금을 막론하고 잘 알려져 있다. 이러한 마늘의 효력은 어디에서 오는가에 대해 과학적인 연구가 진행되면서 많은 연구자들은 마늘의 강한 냄새에 효력의 비밀이 숨어 있는 것으로 추측하게 되었다. 그리하여 마침내 1942년에 마늘향의 정체인 '알리신'이라는 물질을 발견하였다.

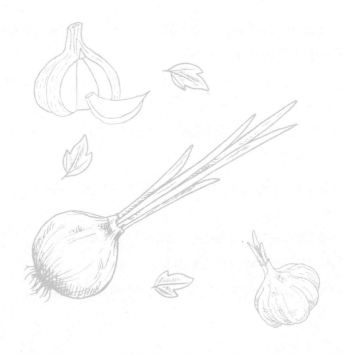

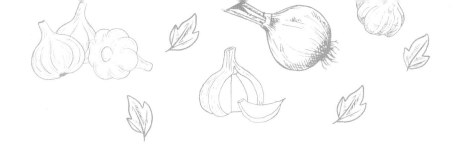

2. 한방(韓方)에서
알려진 약효

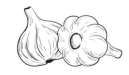

지금으로부터 400여 년 전 중국 명나라 시대에 이서진이라 는 유명한 의학자가 있었다.

그는 의사로서 가난한 사람들을 치료하면서 그 당시 전해지 고 있던 역에 대한 저서를 연구했고, 또 각지를 여행하면서 노인들로부터 여러 가지 약의 사용법을 물어서 그것을 자세 히 기록했다.

그리고 그는 30년에 걸쳐 ≪본초강목(本草綱目)≫이라는 책 을 썼다.

이 책은 52권에 3달하는 대작으로 1,900종 이상의 약의 종류와 효능에 대해서 기록했다.

이 책에서 마늘에 효능에 대해서 많이 서술했는데 그것 중에서 중요한 부분을 간단히 소개하면 다음과 같다.

≪본초강목≫에 소개된 마늘의 효능

1) 절굿공이로 찧은 마늘 즙을 마시면 심장이 아픈 병이 낫게 된다.
2) 삶은 마늘 국물을 마시면 등의 근육이 경직해져서 활처럼 굳어진 병이 낫게 된다.
3) 열병에는 생마늘과 삶은 마늘을 각각 7쪽식 마신다.
4) 말라리아로 일정한 시간을 두고 한열발작을 일으키고 오한과 전율이 심한 경우에 마늘을 숯불에 구어 먹는다.
5) 가슴과 배가 차고 아픈 증상에는 식초에 2~3년 담가두었던 마늘을 몇 쪽 먹는다. 그러면 그 효과가 놀랍다.
6) 등에 종기가 나서 아플 때는 물에 적신 종이를 붙이고 마늘 찜질을 한다.

이 밖에 마늘의 많은 약효에 대해서 서술했다.

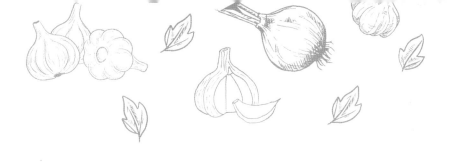

3. 몸에 좋은 알라신 성분

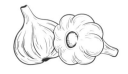

마늘의 약효는 '알리신'이라는 냄새성분을 가장 주요한 요소라고 말할 수 있다. 알리신은 생마늘 속에서는 알리인이라는 무취의 성분으로 존재한다. 그러나 마늘을 칼로 자르거나 으깨서 세포가 파괴되면 알리나 제라는 효소의 작용으로 화학변화를 해서 알리신이 된다. 마늘자체만으로는 그다지 냄새가 나지 않는데 으깸과 동시에 냄새가 나는 것은 이 때문이다. 알리신의 약효 중에서 가장 먼저 발견된 것은 살균 · 항균작용이다. 18세기 영국의 의학서에서는 마늘의 알코올 추출물이 콜레라에 유효하다고 기술되어 있고, 1930년에 독일의 레이먼 박사는 티푸스균과 대장균에 대해 강력한 살균작용을 보이는 것을 실험으로 확인했다. 또 슈바이처 박사는 아메바성 이질에 마늘이 효과가 있다고 기술했다.

살균작용을 하는 알리신

알리신의 살균작용은 상당히 강력하여 12만 배로 희석시킨 마늘 액에도 콜레라균과 티푸스균, 이질균에 대항하는 항균력이 있다. 이것은 알리신이 세균 속으로 들어가 단백질을 분해하고, 그 기능을 억제하기 때문이다. 이러한 작용은 감기 세균과 인플루엔자에도 효과가 있어서 마늘을 상용하면 감기를 예방할 수 있다. 또 결핵치료에도 효과가 있고 장내 나쁜 세균의 활동도 억제하기 때문에 장의 기능을 정상화하는 데도 많은 도움이 된다.

마늘은 외용약으로 사용해도 살균 · 항균 작용이 뛰어나다. 제1차 세계대전에서는 부상병의 상처가 덧나는 것을 막기 위해 마늘을 외용약으로 사용했다고 한다. 이것은 알리신이 가지고 있는 항균력을 이용한 두드러진 예이다. 또한 마늘은 무좀 · 습진 · 피부병의 일종인 백선 등에도 효과가 있다.

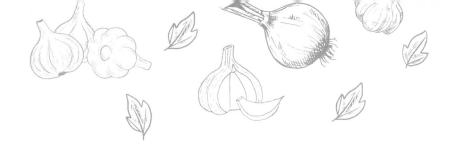

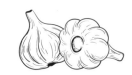

4. '알리신'의 약재로서의 효능

'알리신'은 티아민과 결합하면 알리티아민이라는 물질을 생성하고, 체내에서 비타민 B1과 같은 역할을 한다. 비타민 B1은 활동에너지를 만들어내는 데 깊이 관여하는데, 에너지는 주로 당질에서 취하고 있지만 이 당질을 분해해서 에너지를 발생시키는 과정에 꼭 필요한 것이 비타민 B1이다. 비타민 B1이 부족하면 당질 분해가 순조롭지 못하여 에너지 부족을 초래한다. 그렇게 되면 쉽게 피곤해지고 체력도 저하된다.

그러나 아쉽게도 비타민 B1은 체내에 흡수되는 비율이 매우 낮아서 모처럼 섭취해도 대부분 체외로 빠져나간다.

그런데 알리티아민은 비타민 B1과 같은 역할을 하면서도 비타민 B1이 지닌 결점이 적다.

체내 흡수력이 높다.

알리티아민의 우수한 점은 먼저 체내로 흡수되는 비율이 높다는 것이다. 비타민 B1이 체내에서 한 번에 흡수되는 양은 겨우 10mg 정도지만 알리티아민은 한계량 없이 흡수된다. 또 섭취된 알리티아민은 오랫동안 혈액 속에 남아 있기 때문에 당분간 필요 없는 부분도 배설되지 않고 추적되어 필요에 따라 공급할 수 있다. 게다가 비타민은 장내 아노일리나 제균이라는 세균과 만나면 파괴되는 성질이 있지만 알리티아민은 파괴되지 않는다.

아노일리나 제 균을 장내에 많이 가지고 있는 사람은 비타민 B1 결핍이 되기 쉬우므로 이런 사람은 특히 알리티아민, 즉 마늘을 통한 비타민 B1 보급이 상당히 효과가 있다.

이처럼 알리티아민은 비타민 B1보다 오히려 유효한 성분으로 '마늘비타민 B1'혹은'활성지속성 비타민'으로도 불리고 있다.

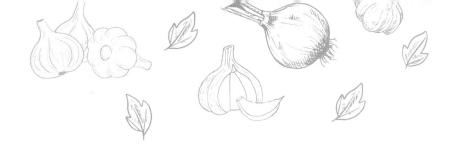

5. 약효성분이 가득한 마늘

알리신 이외의 물질인'스콜지닌'은 신진대사를 원활히 하는 비타민 B1과 같은 역할을 하고, 호르몬 계통을 자극해 정력을 증강하는 등의 효능이 있다. 또 마늘의 결합능력에 의해'알리신'이 지질과 결합하면 비타민 E와 같은 기능을 하는 지질'알리신'이 된다. 비타민 E에는 혈액의 흐름을 원활히 하고 혈구를 늘리며, 산소를 전신으로 골고루 퍼지게 하고 세포를 신선하게 하는 기능이 있다.

세포노화 방지에 효과가 있는 알리신

알리신은 세포노화방지, 피부미용에 효과가 있을 뿐 아니라 비타민 E의 중요한 기능인 항산화작용에 의해 혈액을 맑게

하고 흐름을 부드럽게 하는 데 도움이 된다. 비타민 E가 동맥경화를 막고 심금경색과 뇌경색 예방에도 유효하다는 것은 널리 알려져 있지만 마늘에도 마찬가지의 효능이 있다는 것이다.

이 외에도 마늘에는 인간의 몸에 필요한 성분인 단백질, 당질, 미네랄, 아미노산이 풍부하게 들어 있다. 이처럼 마늘은 영양이 풍부한 식품이라고 할 수 있다. 그렇다고 마늘만 먹으면 좋다는 뜻은 아니다. 생선, 육류, 곡류, 채소 등을 균형 있게 섭취해야 한다.

마늘의 약효성분은 과학적으로 증명되고 있지만 적절한 데이터를 내는 것은 상당히 어렵다. 마늘은 종류에 따라 또는 생마늘을 가공했을 때의 성분이 다를 뿐 아니라 동물실험 결과가 효과적이더라도 그것이 꼭 인간에게 적합하다고 말하는 것 또한 무리이므로 마늘의 맛에도 주목하고 동시에 "맛있게 먹으면서 건강해진다"는 관점에서 많은 연구가 있어야 한다.

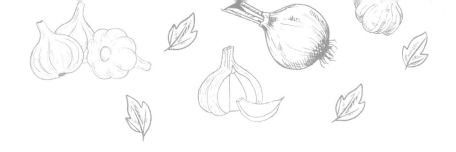

6. 치료의 기능도 하는 마늘

마늘은 많은 유효성분을 갖고 있는데 대표로 몇 가지 예를 들어보면 다음과 같다.

위장기능을 조절한다.

알리신은 위 점막을 자극해 위액분비를 촉진하고 단백질과 결합해 위에 대한 자극을 완화하며 대장을 자극해 정장 작용을 해서 변비나 설사 등을 개선한다.

유해물질로부터 간을 보호한다.

간세포를 활성화하고 유해물질로부터 간을 보호하며 쇠약해진 간 기능에도 작용해서 건강한 상태로 되돌려준다.

혈액순환을 좋게 한다.

알리신을 가열해서 생기는 '아호엔'은 강한 항 혈전작용과 콜레스테롤 억제작용이 있기 때문에 동맥경화와 혈전증 치료에 효과가 있다. 또한 혈액순환을 좋아 하기 때문에 냉증, 신경통, 어깨 결림, 요통 등에도 효과가 있다.

혈압을 정상으로 조절한다.

마늘은 뇌신경을 자극하여 심장의 기능을 일정하게 조절하기 때문에 혈압을 안정시킨다. 또 혈관 내의 콜레스테롤과 지방을 분해하는 기능이 있기 때문에 체내의 세포와 혈액을 깨끗하게 해준다.

인슐린 분비를 돕는다.

'알리신'은 바타민 B1과 결합해서 췌장 등의 기능을 활발하게 하고 인슐린 분비를 촉진시킨다. 따라서 인슐린 부족, 췌장의 기능저하로 생기는 당뇨병 예방과 치료에도 효과적이다.
게다가 피부병과 알레르기 체질 개선, 특히 아토피성 피부염
에 대한 효용 등도 주목할 만하다.

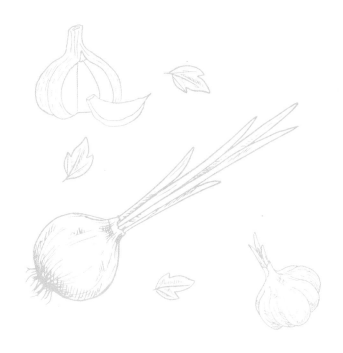

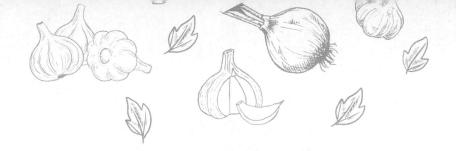

7. 중국에서 알려진
마늘의 힘

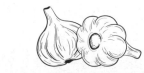

중국에는 당초백산, 당초 산, 석립 산이라는 세 종류의 초 마늘이 있어 중국인들은 이것을 반찬으로 먹고있다. 중국 식초는 초라고 해서 우리 식초처럼 투명하지 않고 옅은 호박색을 띠며 맛도 더 순하다.

당초백산은 마늘을 식초, 소금, 설탕에 절인 것으로 식초 1ℓ에 설탕 500g, 소금 5~6g의 비율로 식초 물을 만들어 그 속에 생마늘을 담근 것이다. 중국의 동북지방에서는 마늘이 나는 계절에 큰항아리에 담아두고 겨울을 지나 다음 마늘 수확 시기까지 계속 먹는다.

당초산은 당초백산에 식초를 조금 끓여 넣어 간장에 설탕을 넣어 절인 듯한 느낌이 든다. 식초는 들어 있으나 황갈색으로 간장절임에 가깝다.

'석입산'식초만으로 절이는 중국의 대표적인 초 마늘이다. 마늘은 속까지 깨끗한 초록색을 띠는 것을 사용한다. 석입산의 석은 12월이라는 의미가 있어서 12월에 담가서 겨울이 끝날 무렵까지 먹는다. 거의 매일 먹지만 특히 설에 먹는 물만두에는 빼놓을 수 없다. 설날만큼은 거르지 않고 반드시 먹는 가정도 있다. 석입산에는 식용증진과 소화를 촉진하는 효과가 있어서 석입산을 먹으면서 만두를 많이 먹어 추운 겨울을 이겨내려고 하는 것이다. 마늘 절인 식초국물은 만두를 찍어 먹기도 한다.

마늘은 쇠고기 특유의 냄새를 없애는 기능도 있기 때문에 특히 쇠고기 요리에 빠지지 않고 사용되고 있다. 마늘냄새가 신경 쓰이는 사람도 초 마늘이라면 그다지 냄새가 나지 않아 먹을 수 있다. 그래도 냄새가 날까 신경 쓰일 때는 중국차 잎을 껌처럼 씹으면 없어진다.

감기에 효과가 있다.

중국에서는 북부지방 사람들이 초 마늘을 선호하여 많이 먹고 있어 거의 대부분의 가정에서 대량으로 당초백산을 만든다. 북부지방은 남쪽지방에 비해 추위가 심하기 때문에 몸을 따뜻하게 하기 위해서 가을부터 겨울까지 많이 먹는다.

또 환절기 때도 많이 먹는데 컨디션을 조절하고 감기예방에도 효과가 있다.

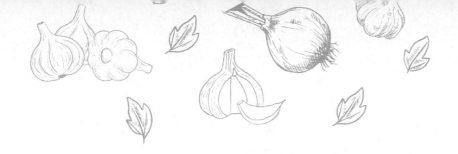

8. 소로 통해본 마늘의 효과

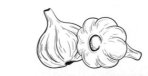

소도 인간과 마찬가지로 가을부터 겨울에 걸쳐 감기에 잘 걸린다. 이전에는 거의 모든 소가 감기에 걸려 우수한 목장에서도 사망 폐기율이 3%나 되었다. 그런데 마늘을 먹인 소를 대상으로 11년에 걸쳐 조사를 했더니 감기증상을 보인 경우가 11%, 사망·폐기된 경우가 0.5%로 감소하는 놀라운 결과가 나왔다.

감기에 걸렸더라도 이전에는 반 정도가 3회 이상의 치료가 필요했으나 마늘을 주고 난 후부터는 대략 1, 2회의 치료로도 좋아졌다고 한다.

소가 감기에 걸리지 않는다는 것은 사망·폐기될 확률이 낮아지고 동시에 항생물질 등의 약물을 적게 사용해 안전한 육류를 공급할 수 있다는 이점이 있다. 그 외에 돼지, 닭도 사료에 마늘을 섞어서 주면 감기 등의 질병에 잘 걸리지 않으며 발육도 좋아진다고 한다.

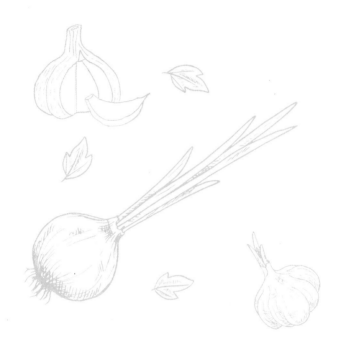

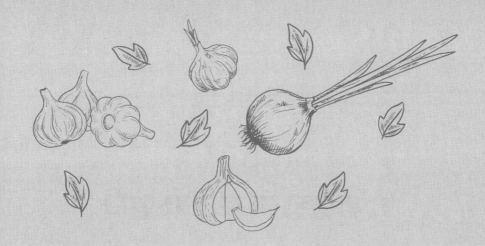

3
마늘로 치유되는
여러 가지 질병

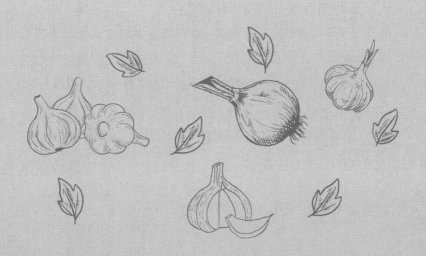

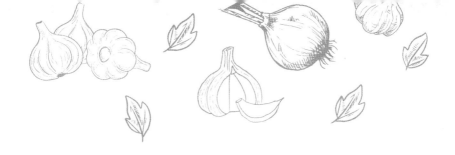

1. 위장병에 효과가 있다

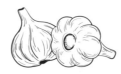

위장병의 원인과 특성

우리 주위에 위장이 약하다는 사람이 많다. 쌀을 위주로 하기 때문에 비교적 위장이 약하다. 그것은 쌀밥을 배불리 먹어 칼로리의 태반과 필수단백질의 과반을 섭취하기 때문에 만성적인 위 확장이 되어 위가 약해졌기 때문이다.

위나 십이지장의 점막 부위에 상처가 생기거나 그 점막의 일부가 결손 되는 병을 궤양이라고 한다.

사람의 위는 단백질로 되어있는데 위벽은 위액으로는 소화되지 않는다.

위장장애는 정신적인 영향을 많이 받지만, 위장병은 전부 정신적인 측면에서 오는 질병만은 아니다. 폭음 폭식을 하는 사람, 불규칙적인 식생활을 하는 사람, 사업상 술을 많이 마시는 사람 등이 위장장애를 일으킬 확률이 높은 것이다.

그런데 식사시간 때 매일 마늘을 섭취하면 백미과식의 피해를 줄일 수 있다. 마늘 특유의 냄새성분인 알리신은 타액과 소화액의 분비를 촉진하는 효과가 있다. 또 알리신이 체내에서 비타민과 결합해 알리티아민이라는 물질로 바뀌면 위장운동을 활발히 하는 작용을 한다. 따라서 위하수증으로 위와 장의 운동이 활발하지 않은 사람과 소화액 분비가 부족한 사람, 노인들은 매일 적당량의 마늘을 식사 때 같이 먹으면 효과를 볼 수 있다.

또 마늘은 설사, 변비에도 효과가 좋다. 우리나라 사람들은 생선회와 같은 날 생선을 좋아하는데, 날생선은 '아나사키즈'란 기생충이 있어 이것이 위와 장벽에 침투, 통증과 구토를 동반하는 '아나사키즈증'을 일으키는 경우가 있다. 그러나 마늘은 기생충 구체작용이 있어 간장과 조미국물에 아주 조금의 마늘을 섞어 먹는 것만으로도 예방효과가 있다. 양념에 마늘을 사용하는 것은 알게 모르게 생활을 지혜였던 셈이다.

마늘은 설사뿐 아니라 변비에도 상당한 효과가 있다. 마늘은 장의 평활 근의 기능을 조정하고 장내세균인 비피더스균을 늘리는 역할을 하는데 이때 발생하는 유산과 초산은 장관을 자극해서 장이 운동을 보다 활발히 하므로 변비 해소에도 좋다. 만성변비로 고생하는 사람도 마늘을 장기간 복용하면 변비증상이 완화되고 또 변비가 완전히 개선된 사람의 예는 헤아릴 수 없을 정도로 많다.

효과적인 마늘 치료법

이처럼 마늘은 확실히 위를 건강하게 하고 정장에 뛰어난 효과가 있지만 그것은 어디까지나 바르게 섭취했을 때의 일이다.

마늘은 매일 먹는 것이 무엇보다 중요하며 하루 한 쪽만 먹는 것으로도 충분하다. 그러나 공복일 때 생마늘을 먹는 것은 금물이다. 위 점막을 자극해서 위통을 일으켜 도로아미타불이 되는 경우도 있으니 말이다. 위뿐만 아니라 장에도 너무 자극이 강하면 장관이 극도로 느슨하게 움직여서 역으로 변통이 유연하지 않게 된다.

마늘은 항균작용이 매우 강해서 과잉섭취하면 유익한 대장균인 비타민 생성 균까지 죽여서 비타민 부족에 의한 각종 병을 불러온다. 또한 과잉섭취한 알리신이 적혈구를 녹여 빈혈에 걸리거나 피부가 거칠어지기도 한다.

그러나 마늘은 잘 복용하면 큰 효과를 기대할 수 있다. 자신에게 적당한 양을 잘 알아서 식사할 때 같이 먹는 것이 가장 좋다는 사실을 잊지 말아야 한다.

위장이 약한 사람이나 위장병 환자가 마늘을 복용할 때는 작용을 원만하게 하는 것으로 하거나 아니면 그 농도를 희석해서 먹는 것이 좋다.

이를테면 삶거나 구운 것, 우유나 달걀로 처리한 것을 사용하도록 하는 것이다. 강판에 간 것이나 얇게 저민 낱마늘은 피하도록 한다.

마늘을 먹고 있다고 해서 위장이 튼튼한 사람과 똑같은 기분으로 음식을 마구 먹는 것은 금물이다.

위장이 마늘에 의해서 근본적으로 튼튼해지는 것이야 말로
마늘 건강의 첫걸음이다.

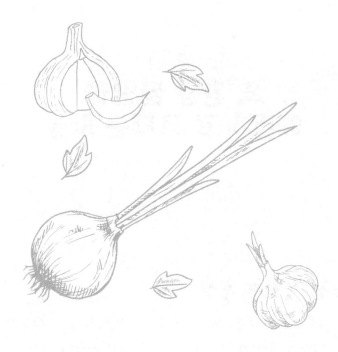

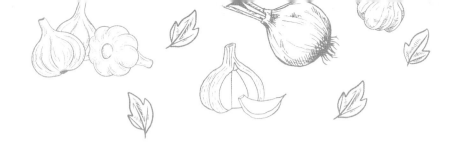

2. 간장 질환을 예방하고 고치는 마늘

간장 질환의 특성

간장의 질환은 주로 피로, 폭음으로 인해서 많이 발생하는데, 내장의 피로 가운데 가장 중요한 것은 가장의 피로이다. 만일 매일 술을 먹으면 간장은 열심히 그 해독작용을 쉴 새 없이 해야 하기 때문에 지쳐버려 드디어는 간장을 형성하고 있는 세포가 죽게 된다.

간은 영양소의 대사, 유해물질의 분해·처리 등을 비롯하여 인간의 몸에 꼭 필요한 여러 가지 일을 하는 아주 중요한 장기이다. 그러나 '침묵의 장기'로 불려지듯이 어느정도 이상으로는 비명을 지르지 않는 장기이기 때문에 이상하다고 느꼈을 때는 이미 증상이 상당히 진행된 경우가 적지 않다. 게다가 간은 일단 기능이 저하되면 회복하는데 시간이 걸린다. 특효약은 없고 피로를 피하고 고단백식품을 섭취하며 알코올을 삼가는 것이 기본적인 대책이다. 마늘은 간 기능을 종합적으로 높여주고 강화하는 작용을 한다. 생마늘에 포함된 알리산이 세포의 움직임을 활성화시키고 특히 해동기능을 강화한다.

급성간염에 좋은 마늘

또 마늘은 간장 장애 중에서도 특히 급성간염을 개선하는 기능이 있다. 이것은 실험 결과이기도 하다. 급성·만성간염환자 47명에게 마늘에서 추출한 S-알릴, L-시스틴 스루호키사이드를 캡슐에 넣어 약 1개월 동안 먹인 결과 간기능을 재는 잣대인 GOT수치가 확실히 호전되었던 것이다.

GOT수치는 세 명을 제외하고 전원이 30전후, GPT수치도 평균 20전후로 떨어져 정상범위까지 내려갔다. 수치의 변화가 없었던 세 명은 간염에서 간 경변으로 넘어간 사람들이었다. 결과적으로 간경변에 걸리면 마늘의 효과는 작지만 급·만성 간염의 초기단계라면 마늘로 병의 진행을 충분히 막을 수 있고 증상을 개선할 수도 있다는 것을 알게되었다.

이처럼 마늘이 간 기능을 강화하고 간염에 대해서도 치료효과가 있다는 것이 명백하므로 간이 약해져 있거나 자각증상이 있는 사람은 물론, 알코올 등으로 간에 부담을 느끼는 사람들에게도 매일 조금씩 마늘을 먹으라고 권하고싶다.

효과적인 마늘 치료법

마늘은 한꺼번에 많이 먹을 필요가 없는데 하루에 적당한 섭취량은 1~2쪽 정도다. 효과만을 기대하고 생마늘을 그대고 10쪽, 20쪽씩 먹으면 오히려 위를 버리게 된다.

술자리가 있을 때에는 미리 마늘을 먹거나 안주로 먹으면 숙취방지에 효과적이며 다음날에도 개운하게 일어날 수 있다. 과음은 간에 지방이 쌓이는 지방간을 초래하지만 마늘은 그 지방축적을 막아주기 때문에 술을 좋아하는 사람에게 특히 추천한다.

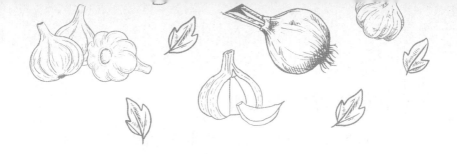

3. 고혈압에 효과가 있다

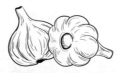

고혈압의 특성

마늘에는 동맥경화의 원인이 되는 콜레스테롤이나 중성지방을 감소시키는 작용이 있는 것으로 알려졌다. 뿐만 아니라 혈전을 용해시키는 작용도 한다.

고혈압 치료에는 혈압강하제가 투여되지만 부작용이 우려되기 때문에 가급적이면 약에 의존하지 않고 일상생활을 개선해서 고치는 것이 이상적이다. 그럴 때 추천할 수 있 는 것이 마늘이다. 마늘은 혈관을 확장시켜 혈액을 원활히 하고 혈압을 낮추는 역할을 한다.

효과적인 마늘 치료법

그뿐 아니라 과로를 해소하고 스트레스를 완화하는 효과도 있기 때문에 고혈압인 사람에게는 딱 좋은 식품이다. 마늘을 먹으면 혈압이 오른다는 말도 있지만 이것은 전혀 사실 무근이다. 마늘을 먹으면 혈액순환이 좋아지고 몸이 따뜻해지기 때문에 혈압이 오르는 것으로 잘못 생각하는 것이다. 게다가 마늘은 저혈압도 개선해서 혈압을 안정시키고 혈중 콜레스테롤 수치를 낮추어 동맥경화의 요인을 제거하는 기능도 있기 때문에 생활습관에서 오는 병을 예방하는 데 도움이 된다. 물론 고혈압을 개선하고 예방하기 위해서는 금연·절염, 동물성지방 제한 등 식생활에 주의하고 스트레스를 쌓아두지 않는 생활을 하는 것이 기본이다. 이런 기본을 지킨다면 마늘의 효과를 높일 수 있다.

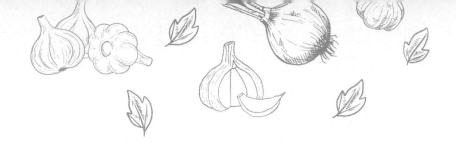

4. 동맥경화 예방과 치료에 좋은 마늘

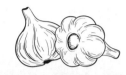

동맥경화증의 특성

동맥경화는 혈액 속의 콜레스테롤의 원인으로 일어나는 병이다. 콜레스테롤은 음식물이 체내에 흡수되는 동시에 체내에서도 끊임없이 형성되고 있어 양적으로는 체내에서 만들어지는 콜레스테롤이 훨씬 더 많다.

그런데 콜레스테롤이 혈액에서 증가되면 이것이 점차 혈관의 벽에 침착해서 혈관이 가늘어져 혈액의 순환을 약화시켜서 혈관을 약하게 만든다.

건강한 사람의 혈액 100ml에는 100 ~ 200mg의 콜레스테롤이 함유되어 있지만 고지방식사를 계속하면 이 혈중 콜레스테롤이 증가해 혈관 벽에 달라붙어 혈관을 가늘게 한다.

혈관이 가늘어지면 혈액의 흐름이 나빠지고 결국에는 완전히 막혀 뇌와 심장에서 경색을 일으키게 된다. 콜레스테롤이 혈관 중에 쌓이지 않게 하기 위해서는 동물성 지방을 과잉섭취 하지 않도록 하며, 당분간 알코올을 삼가는 것이 가장 중요하다.

효과적인 마늘 치료법

마늘의 성분인 알리신은 콜레스테롤 함량이 많은 식품도 마늘과 함께 먹으면 혈중 콜레스테롤치가 높아지지 않는다는 사실은 이미 밝혀졌다.

콜레스테롤 수치가 높은 사람에게 2개월간 마늘을 준 결과 그 수치가 2/3까지 낮아지고, 그 후 마늘 복용을 중지했더니 수개월 후에는 원상태로 돌아갔다는 보고도 있다. 더욱이 알리신에서 나오는 아호엔에는 항 혈전작용이 있다는 것도 밝혀졌다.

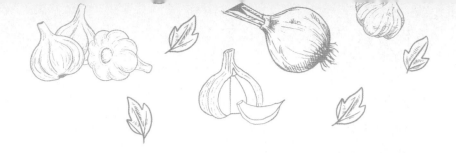

5. 뇌경색·심근경색의 예방

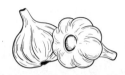

뇌경색과 심근경색의 특성

보통 사람들은 아주 조그만 상처로 피가 났을 때 잠시만 있으면 피가 응고되어 딱지가 생기거나 저절로 멈추게 된다. 이것은 혈액 자체에 지혈작용이 있고 몸이 가진 방위 기능이 작용하기 때문이다. 그러나 이 딱지도 생기는 곳에 따라 위험한 병의 원인이 되기도 한다.

동맥경화가 진행되면 혈관 내의 벽에 상처가 생겨 그 상처를 복원하려고 혈관 내측에도 딱지가 생긴다. 이것이 혈전이다. 혈전을 만드는 것은 혈소판이라고 불리는 아주 작은 입자인데 혈소판의 가장 중요한 역할은 출혈을 막는 것으로, 혈관의 상처에 닿으면 상처에 딱 달라붙어 딱지를 형성하려고 한다. 그렇게 되면 혈액의 흐름을 방해해 동맥경화를 진행시켜 결국에는 혈관을 막히게 한다.

뇌의 혈관 내에 혈전이 생기면 뇌경색을, 심장을 둘러싸는 관상동맥에 생기면 심근경색을 일으킨다. 이런 질환을 예방하기 위해서는 혈소판이 응집하는 기능을 억제하는 것이 필요하다. 현재 다양한 혈소판 약이 개발되어 혈전증 예방에 사용되고 있으나, 식품 중에도 혈소판 응축을 막는 물질이 발견되고 있어서 이런 식품으로 혈전증을 예방하기 위해 신경을 써야 한다.

이런 작용을 하는 대표적인 식품으로는 정어리와 고등어의 정유에 많이 함유되어 있는 EPA이지만, 마늘에도 혈소판이 굳지 않게 하는 매우 강력한 힘이 있다.

효과적인 마늘 치료법

마늘의 정유성분은 보통 식용으로 하는 인경이라는 부분에 약 0.1% 함유되어 있고, 성분의 종류를 각각 조사해 본 결과 정유 분속에 5%밖에 함유되어 있지 않은 MATS에 강한 항혈소판 작용이 있다는 것을 알게 되었다.

MATS는 마늘 전체에는 극히 적응 양이 함유되어 있지만 항혈소판작용은 강력하다. 영국에서 연구한 결과, 마늘 몇 쪽을 먹는 것만으로도 혈소판의 응집을 막을 수 있다는 사실을 알게 되었다. 원래 인간의 몸은 선용이라고 불리는 혈전을 녹이는 기능이 있는데 마늘이 이 기능을 활성화한 다는 것이다. 마늘은 한 번 먹으면 3일 정도 효과가 지속될 정도로 강

력하게 작용하기 때문에 2~4일에 1회, 1~2쪽을 기준으로
먹으면 충분하다.

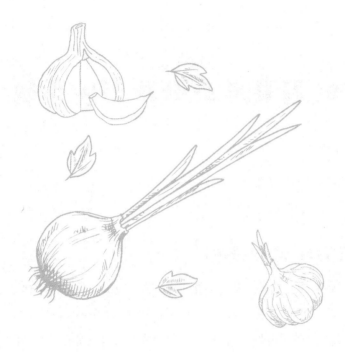

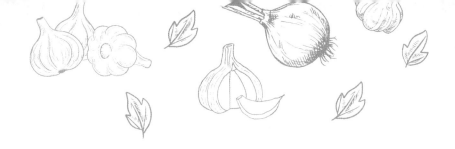

6. 감기에 효과가 있는 마늘

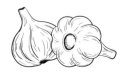

감기의 주된 원인

마늘은 피로회복, 정력증강에 효과가 있고 저항력을 강화하기 때문에 건강증진에 도움이 되는 것으로 잘 알려져 있다.

마늘의 알라신에는 강한 살균·항아바이러스작용이 있어 감가세균과 인플루엔자 바이러스를 죽이고 그 기능을 현저히 약하게 한다.

그러므로 마늘을 늘 머으면 바이러스가 접근하기 어려워지며, 침입해 오더라도 알리신이 곧 이것을 파괴하기 때문에 쉽게 감기에 걸리지도 않고 설사를 하더라도 치료가 빨라진다.

예방효과에 좋은 마늘

이처럼 마늘은 감기에 걸리고 나서의 치료 효과에는 한계가 있지만 예방효과는 뛰어나다. 또 마늘은 심한 재채기나 기침 등을 동반하는 알레르기성 비염이나 천식·기관지염 등의 호흡기계 질환에도 유효하다. 마늘을 늘 먹을 경우 적당한 섭취량은 하루에2~3쭉 정도다.

마늘을 과잉섭취하면 위를 망치거나 설사의 원인이 되는 등 역효과를 일으킬 위험도 있기 때문에 주의가 필요하다. 감기에 걸렸을 때와 비염일 경우는 마늘 즙을 물에 희석시켜 양치를 하면 효과적이다. 마늘의 강력한 살균력이 효과를 발휘하게 되는 것이다. 감기로 목과 가슴이 답답할 때는 마늘 즙을 환부에 습포해도 좋다. 단 피부가 연약한 사람은. 습포를 하기 전에 미리 피부에 실험을 해보기 바란다. 또 마늘은 몸을 데워서 혈액을 좋게 하는 기능이 있으므로 마늘 목욕을 하는 것도 좋을 것이다.

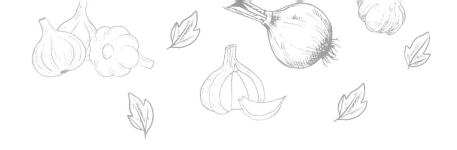

7. 당뇨병 예방과 치료에 효과가 있다

당뇨병의 특성

당뇨병은 취장에서 분비되는 인슐린의 분비가 부족하거나 그 작용이 불충분하기 때문에 일어나는 병이다.

당뇨병은 완치되기 어려운 병 중의 하나이다. 취장이 약해서 인슐린이 충분히 분비되지 않으면 매일 인슐린을 보급해야 한다.

효과적인 마늘 치료법

당뇨병을 치료하는데 마늘이 어느 정도 효과가 있다. 그러나 당뇨병이 심한 사람에게는 마늘의 효과가 별로 나타나지 않는다.

당뇨병은 식이요법이 중요하지만 덧붙이고 싶은 것이 마늘이다. 마늘의 알리신은 비타민 B1과 결합해서 알리티아민이 되지만, 이것은 보통의 비타민 B1보다 더 당질대사를 촉진한다. 또 알리신은 체내의 비타민 B6와도 결합해서 췌장의 세포기능을 활성화해 인슐린 분비를 도와 당뇨수치를 정상으로 돌려준다. 마늘과 함께 비타민 C를 복용하면 더욱 효과적이라는 사실도 알 수 있다.

혈당치가 200~300mg인 사람에게 하루에 마늘 2~3쪽과 비타민 C 1g을 병용했더니 마늘만으로는 현저한 효과가 나지 않던 혈당치가 완전히 정상으로 돌아갔다. 이것은 비타민 C가 당소비를 높이기 때문이라고 생각한다.

따라서 당뇨병을 컨트롤하는 기본이 되는 식이요법과 운동요법에 덧붙여 마늘과 비타민 C를 병행하는 요법을 실행하면 좋을 것이다.

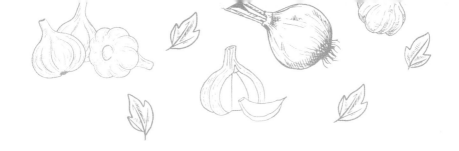

8. 신경통, 류마티스에 좋은 마늘

신경통, 류마티스의 특성

신경통은 여러 가지 종류로 나누어져 있다. 먼저 증후성 (症候性) 신경통과 진성신경통의 두 종류로 구분할 수 있는데, 증후성 신경통은 당뇨병이나 비타민 B1의 부족 등 원인이 확실한 경우이다. 이 경우 원인이 되는 부분을 치료하면 신경통도 함께 고쳐진다.

진성신경통은 원인이 분명치 않은 것으로 좌골신경통, 삼차신경통, 삼완 신경통 등이 있다. 이러한 신경통은 원인을 알수 없기 때문에 고치기도 힘들다.

효과적인 마늘 치료법

신경통에 마늘이 효과가 있는 것은 마늘 특유의 매운 성분인 아릴 화합물의 일종으로 황을 함유한 알리인으로 불리는 것이 있기 때문이다. 마늘을 그대로 입에 넣으면 얼얼하지만 이 매운 성분이 신경통을 치유하는 기본이 된다.

마늘은 그 자체를 매일 적당량 먹는 것만으로도 효과가 있지만 조리한 식품으로 섭취해도 한층 더 큰 효과가 나타난다. 신경통을 제거하는 알리티아민을 만드는 역할을 하는 비타민 B1을 많이 함유한 식품과 함께 조리하면 단백질도 소화흡수가 잘되기 때문이다.

단백질이 부족하면 체온이 내려가 신진대사기능이 떨어지기 때문에 신경통이 약화된다. 또 체내에서의 비타민 B1의 기능도 나빠져 신경통을 고치는 효과도 떨어진다. 마늘 습포와 마늘 목욕 등 외용법도 효과적이어서 추천할 만하다.

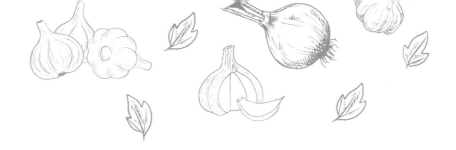

9. 어깨결림 · 요통에 좋다

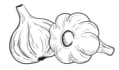

어깨 결림과 요통의 특성

어깨 결림, 목덜미의 통증, 요통 등도 그 원인이 되는 병을 제거하는 치료가 제일이지만, 그전에 결림을 완화하는데 마늘을 이용하면 효과가 있다.

또 질환이 없더라도 피로로 인한 어깨 결림 등도 마늘로 해소할 수 있다. 신경통의 경우도 마찬가지지만 마늘을 늘 먹고 마늘습포와 마늘 목욕 등을 병용하는 것도 좋은 방법이다.

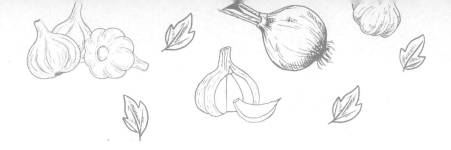

10. 냉증에 효과가
나타나는 마늘

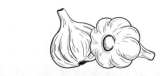

냉증의 특성

중국에서는 수천 년 전부터 '음식이 보약'이란 사고방식이 있었다. 모든 음식을 개개인의 몸 상태와 계절의 변화에 따라 구별해서 먹으면 건강은 증진되고 병도 예방할 수 있다는 것이다.

이 사고방식에서 먼저 음식을 크게 '냉' 과 '온' 으로 나눈다.

즉 음식은 몸을 따듯하게 해주는 작용이 있는 것과 몸을 차게 하는 작용이 있다는 의미다. 마늘은 몸을 따듯하게 하는 효과가 뛰어난 대표적인 식품이다.

허(虛)증에 좋은 마늘

사람의 유형은 크게 실증과 허(虛) 증으로 나눌 수 있는데 마늘을 권하고 싶은 유형은 허증 유형이다. 허증 유형은 아랫배가 나오고 피부가 창백하며 설사를 자주 한다거나 변이 얇고 부드러워서 충분히 나오지 않으면 어깨와 목덜미가 뻣뻣해 냉증을 호소하는 사람이 많다.

이런 사람은 마늘을 늘 먹으면 변도 정상적으로 되고 온 몸에 활력이 되살아나 따뜻해지고 피부에도 윤기가 생긴다. 역으로 실증인 과잉섭취하면 오히려 활력이 과열상태가 되어 컨디션이 깨지기 쉽다. 이런 유형은 체형적으로 허리가 굵고 위 부분이 나온 것이 특징이다.

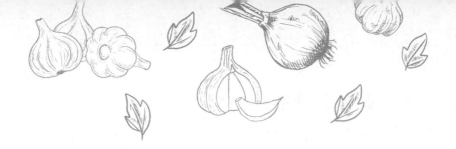

11. 피로 회복에 좋은 마늘

피로의 원인

마늘은 예로부터 피로 회복의 묘약으로 알려져 있다.

우리의 몸이 피로하면 몸 속의 여러 가지 불필요한 물질이나 유해물질이 생기거나 체류한다. 간장은 이러한 물질을 안전한 것으로 처리하거나 배출해서 환시 빨리 피로를 회복시키려고 노력한다.

피곤과 나른함에는 병이 숨어있는 경우가 많다. 이런 경유에는 원인이 되는 병을 치료하는 것이 먼저지만, 비타민 B1결핍증이 되지 않게 하는 것이 중요하다. 여기서 효과를 발휘하는 것이 마늘이다. 비타민 B1은 원래 몸에 일정량을 흡수되면 그 이상은 흡수되기 힘들지만 마늘은 비타민 B1을 흡수하기 쉽게 해서 신진대사를 활발히 작용하게 하는 가능이 있다.

피로회복을 촉진시킨다

마늘 성분 알리신은 비타민 B1과 결합하면 알리티아민이라는 물질로 바뀐다. 알리티아민은 비타민 B1과 같은 작용을 하지만 양에 제한 없이 장에 잘 흡수되는 것이 큰 특징이다. 게다가 체외로 배출되기 쉬운 비타민 B1과 달리 체내에 오랫동안 머무르는 성질도 있다.

비타민 B1은 마늘 자체에도 함유되어 있지만 마늘만 대량 먹을 수 없기에 바타민 B1을 많이 함유한 식품과 함께 먹으면 효율적이다. 알리신은 또 비타민 B1 이외의 영양소와도 결합해서 그 영영소의 특성을 유호하게 끌어내는 힘을 지니고 있다. 단백질과 함께 섭취하면 알리신과 단백질이 결합해 위액분비를 자극, 단백질의 소화를 돕고 냄새를 억제하는 상승효과를 발휘한다. 세포는 노화함에 따라 영양소의 흡수가 더뎌지고 몸에 쌓인 노폐물을 배출하기 어렵게 되어 세포 전체의 기능이 쇠퇴한다. 그런데 마늘은 알리신은 이 쇠약해진 세포를 활성하여 신진대사를 활발히 하는 작용도 하는 것이다.

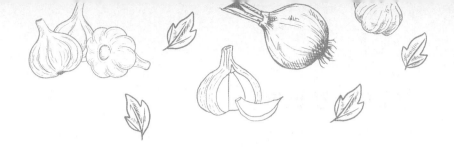

12. 무좀·피부병에도 좋다

무좀의 특성

무좀은 백선균이라고 하는 곰팡이 또는 효모의 일종이 피부 사이로 잠입해 살고 있는 병이다.

무좀은 특효약이 없을 만큼 잘 낫지 않는 병이다.

마늘에는 강력한 항균·살균작용이 있다는 것은 예로부터 잘 알려져 있다. 그 외에도 마늘의 알코올 추출물이 콜레라에 효과가 있다는 점, 대장균에 대해서 강한 살균작용을 나타내는 점, 아메바 이질에 대해서도 상당히 유효하다는 점은 이미 명백한 사실이다.

항균력이 강한 마늘

세간에 무좀약을 발견하면 노벨상감이라고 말할 정도로 무좀에는 특효약이 없다. 그러나 마늘에는 무좀의 정체인 곰팡이의 일종인 진균에 대항하는 강한 항균력이 있다. 그런데 마늘성분을 약으로 사용하기에는 그 성분이 꽤 긴 기간 변질하지 않는 안정성의 문제와 인체에 대한 부작용의 문제 등이 있어 아직 내복약이나 주사약으로 응용하기에는 부족하다. 단 마늘 그 자체 국소에 바르는 국소요법에 대해서는 무좀과 백신 홍색습진 등의 피부병에 상당한 효과가 기대된다.

마늘 치료법은 이렇다.

효과적인 마늘 치료법

간 마늘을 환부에 직접 혹은 거즈에 발라 붙인다. 이것을 하루에 한 번 간 마늘의 작용은 강하기 때문에 얼얼하거나 아프거나 하면 곧 떼어내고 씻는다. 피부가 약한 사람은 물에 희석하여 바르면 좋을 것이다. 마늘의 항균작용은 강력해서 물에 희석해도 효과는 그다지 변함이 없다.

그래도 피부에 염증이 생기거나 거칠어지면 아쉽지만 사용을 중단해야 한다. 초 마늘도 무좀에는 매우 효과적이다. 또 마늘 목욕도 느긋하게 계속하면 효과가 있기 때문에 도포하는 것이 맞지 않을 경우 목욕 쪽으로 시험삼아해보는 것이 어떨까 한다.

마늘의 항균작용과 함께 마늘이 지닌 신진대사와 혈액순환을 좋게 하는 작용, 게다가 세포를 활성화하는 작용 등은 피부 트러블과 피부노화예방에도 효과가 있다. 외용법과 함께 늘 마늘 먹기에 신경을 쓰면 몸속에서부터 건강해 질 수 있으므로 한층 더 큰 효과를 기대할 수 있다.

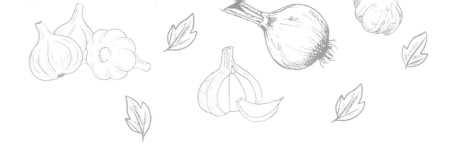

13. 아토피성 피부염도 예방하는 마늘

아토피성 피부염의 특성

아토피성 피부염은 전신에 습진이 생기는 피부병으로 가려움이 상당히 심한 것이 특징이다. 현재 사용되는 스테로이드연고와 함께 항 알레르기 제, 식이요법 등의 치료법으로는 좀처럼 만족할 수 있는 효과가 나지 않는 것이 사실이다. 이처럼 까다로운 아토피성 피부염이지만 다양한 약효가 있는 마늘이 효과를 발휘한다.

효과적인 마늘 치료법

먼저 마늘의 보온력으로 혈행이 좋아지고 세포의 활성화를 촉진하며 병든 피부회복을 빠르게 할 뿐 아니라, 외부로부터 침입해오는 집 먼지와 세균에 대해 저항력이 강해지게 한다. 다음으로 피부에 충분한, 윤기가 나기 때문에 가려움이 적어지는 것도 생각할 수 있다. 아토피성 피부염에 걸리면 피부에 수분이 적어져 푸석푸석 건조해지기 때문에 더욱더 가려움에 심해진다. 그런데 마늘 탕에 4주간 계속 입욕한 결과 피부의 수분 량이 6배로 늘어나 건강한 피부에 가까워졌다는 사실을 알 수 있었다.

하나 더 생각할 수 있는 것은 마늘의 유효성분이 피부에 흡수되어 몸의 선진대사를 활발히 해 피부에 좋은 영향을 준다는 점이다. 게다가 마늘의 항균작용이 아토피성 피부염에 많이 존재하는 세균을 죽이는 기능도 하는 것이다.

마늘 목욕은 가정에서 간단히 할 수 있고 냄새도 그다지 신경 쓸 만큼은 아니어서 아토피성 피부염으로 고민하는 분에게 꼭 권하고 싶다. 마늘 목욕만으로 아토피성 피부염이 완전히 낫기는 힘들지만 증상완화를 기대할 수 있다. 개인차는 있지만 2주 정도면 가려움이 완화되고 필요 이상으로 식사에 주의를 기울이지 않아도 좋다. 또 마늘은 피부를 아름답고 매끄럽게 하는 효과도 기되므로 마늘 입욕제를 사용해보는 것도 좋을 것이다.

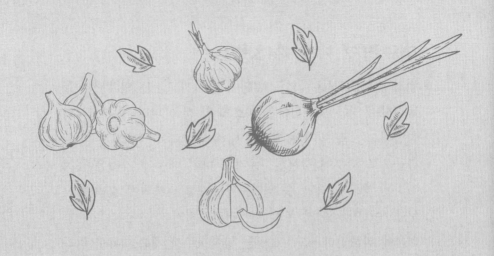
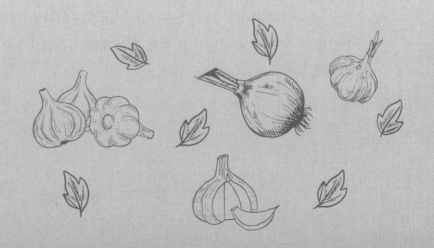

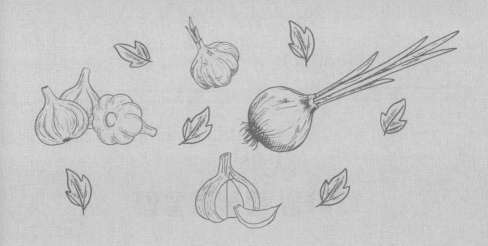

4
맛있는 마늘
요리 만드는 법

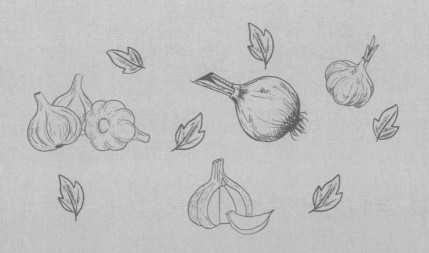

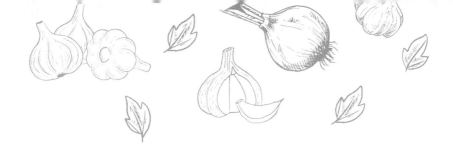

1. 마늘 흑설탕절임

마늘흑설탕절임도 이렇다 하게 정해진 조리법은 없다. 익숙
해지면 자유롭게 시도해보는 것도 좋겠지만 우선은 실패하지
않도록 가장 기본적인 조리법을 소개한다. 마늘은 8월경에
나오는 햇마늘이 적당하다.

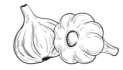

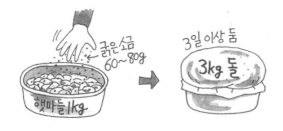

1. 마늘 1kg를 한 쪽씩으로 나눠 속껍질까지 벗겨서 60~80g

의 굵은 소금을 뿌려 잘 섞은 후 3kg 정도의 돌멩이로 눌러 3일 이상 둔다.

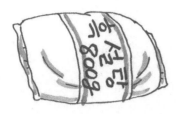

2. 흑설탕 800g를 준비한다.

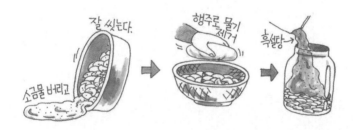

3. 1의 소금물을 버리고 잘 씻어 소쿠리에 담는다. 마른행주로 물기를 깨끗이 닦아 보관용기에 놓고 2의 흑설탕에 넣는다.

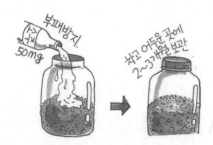

4. 부패를 방지하기 위해 소주 50mg을 넣어 밀봉한 후 냉암소에 보관한다. 2개월이 지나면 먹을 수 있지만 3개월 절이

면 더 맛있다.

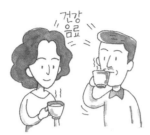

5. 완성 후 국물도 건강음료로 그대로 마실 수 있다.

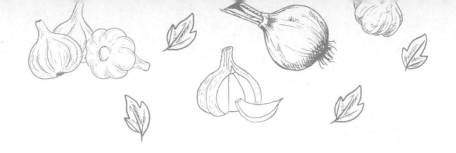

2. 마늘 된장절임

마늘된장절임은 담근 지 10일이 지나면 먹을 수 있다. 6개월 이상 두어 갈색이 된 된장절임은 얇게 썰어 입가심이나 술안주로 먹어도 좋다. 남은 된장도 맛이 좋아 조미료로 이용할 수 있다.

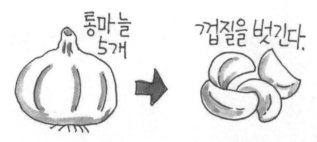

1. 마늘 5개를 껍질을 벗겨준다.

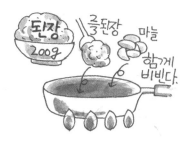

2. 된장 200g를 준비하여 그 2/3을 불에 놓고 마늘을 넣고
잘 비빈다.

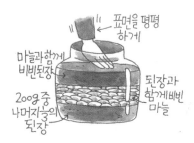

3. 보관용기에 나머지1/3의 된장을 깔고 2의 마늘을 넣는
다. 불에 남은 된장을 위에 끼얹듯이 올려 표면을 평평
하게 한다.

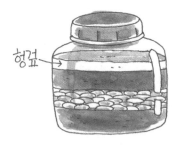

4.표면에 헝겊을 씌운 다음 뚜껑을 덮어둔다.

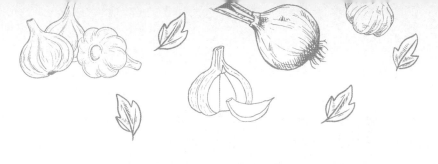

3. 마늘프렌치드레싱 절임

마늘프렌치드레이싱절임은 담가서 2~3일 지나면 먹을 수 있으나 2~3개월 정도 두면 맛이 훨씬 좋아진다. 마늘은 절임음식처럼 먹어도 좋고 간장절임처럼 요리에 사용해도 좋다. 새 간장에 국물을 20% 정도 섞어 조리에 사용하면 무침 등의 맛이 훨씬 좋아진다.

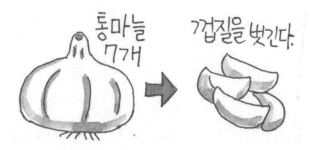

1. 마늘 7개를 껍질을 벗겨둔다.

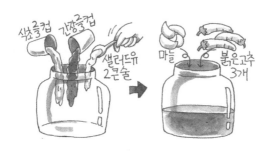

2. 식초 2/3컵 간장2/3컵, 샐러드유 2큰술을 잘 섞어 병에
넣고 마늘과 붉은 고추 3개를 넣고 담근다.

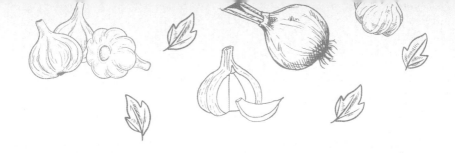

4. 마늘간장절임

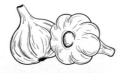

마늘간장절임도 담가서 2~3일이 지나면 먹을 수 있으나 2~3개월 두면 더욱 맛이 있다. 뿐만 아니라 6개월이상 두면 마늘색이 옅은 갈색으로 변하고 냄새도 거의 나지 않게 된다. 그대로 먹어도 좋지만 잘라서 양념으로 이용하면 좋다. 절임간장은 조미 국물이나 육류의 밑간, 드레싱 등으로 사용할 수 있다. 마늘은 썰어서 밥 속에 넣어 먹어도 맛있다.

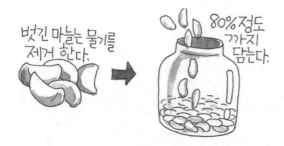

벗긴 마늘는 물기를 제거 한다.

80%정도 가까지 담는다.

1. 마늘은 한 쪽씩 나누어 껍질을 벗긴 후 물기를 제거한 깨

끗한 병에 80% 정도까지 담는다.

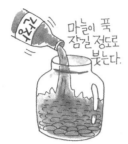

2. 마늘이 푹 잠길 정도로 간장을 붓고 밀폐한 후 냉암소에
보관한다.

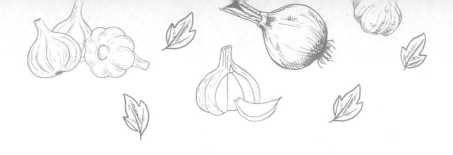

5. 마늘 올리브유 절임

기호에 따라 고추를 함께 절이면 맛이 매콤해질 뿐 아니라 오래 보관할 수도 있다. 올리브유 국물은 파스타는 물론 육류, 생성 버터구이 등의 드레싱으로 이용하면 좋고 버터 대신에 프렌치빵 등을 찍어먹으면 직접 마늘을 사용할 때보다 부드럽다. 오일은 산화하기 쉽기 때문에 빨리 사용하는 것이 좋다.

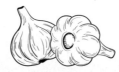

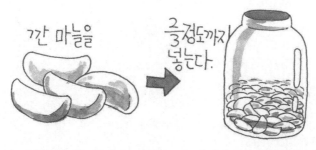

1. 마늘은 한 쪽씩으로 나누어 껍질을 벗겨 병의 2/3 정도까

지 넣는다.

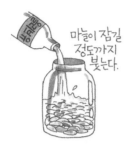

2. 마늘이 잠길 정도까지 올리브유를 붓고 밀폐해둔다.

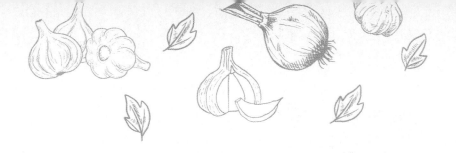

6. 마늘벌꿀절임

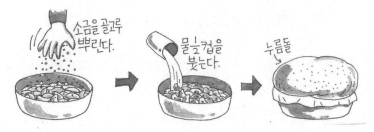

1. 마늘은 한 쪽씩으로 나누어 껍질을 벗겨 물에 담고 소금을
골고루 뿌린 뒤 물 1/2컵을 붓고 누름돌을 얹어 절인다.

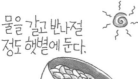

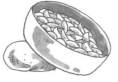

2. 2~3일 지나 물이 마늘보다 조금 높아지면 물을 갈고 반나절 정도 햇볕에 둔다.

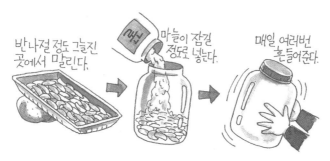

3. 물기를 빼고 소쿠리에 펴서 반나절 정도 그늘진 곳에서 말린뒤 병에 넣어 마늘이 잠길 정도로 꿀을 넣고 밀폐한다. 맛이 잘 배도록 매일 여러 번 병을 흔들어준다. 2개월 정도 지나면 먹을 수 있다.

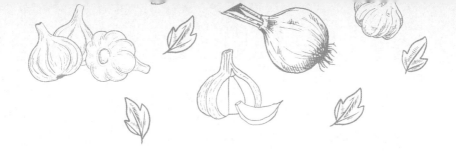

7. 마늘매실초절임

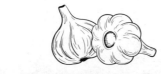

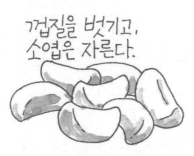

1. 마늘은 한 쪽씩 나누어 껍질을 벗기고, 소엽은 먹기 쉽게
자른다.

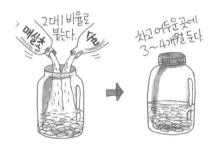

2. 병에 1을 넣고 매실초와 술을 2 대 1의 비율로 맞춰서 붓고
밀폐해서 냉암소에 둔다. 3~4개월 담가두면 먹을 수 있다.

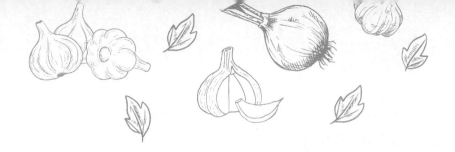

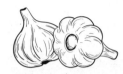

8. 마늘 달걀 환

마늘 달걀환은 마늘과 달걀노른자를 잘 섞어서 개기만 하면
되므로 간단히 만들 수 있다. 가열함에 따라 마늘냄새가 많이
감소되기 때문에 마늘 냄새가 신경 쓰이는 사람에게 괜찮다.
달걀노른자에는 혈관을 강화하고 혈액을 잘 흐르게 하는 레
시틴이라는 성분이 풍부하게 함유되어 있다. 게다가 마늘의
주성분인 알리신이 레시틴의 작용을 강화시켜주기 때문에 마
늘 달걀환은 영양가가 매우 높은 식품이라 할 수 있다.
마늘 달걀환은 동맥경화 예방에도 효과가 있다. 덧붙이자면
이 마늘 달걀환은 미국 우주국에서도 영양보조식품으로 사용
한다.

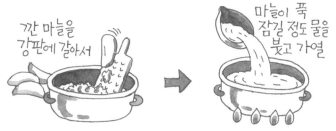

1. 마늘 5~6통을 한 쪽씩으로 쪼개어 껍질을 벗겨 강판에 갈아서 냄비에 넣고 마늘이 푹 잠길 정도의 물을 넣고 가열한다. 약한 불에 끓인다.

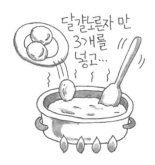

2. 전체가 마요네즈 상태가 되면 달걀노른자 3개를 넣고 다시 약 한 불에 올려 주걱으로 저어 귓불 정도로 말랑해지면 마무리한다.

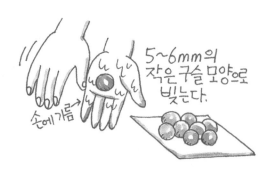

3. 손에 샐러드유를 바르고 직경 5~6mm의 작은 구슬 모양
으로 빚는다.

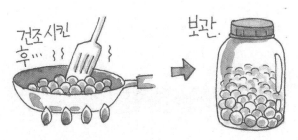

4. 팬에 볶아 수분을 없애거나 햇볕에 말려 건조시킨 뒤 병
에 넣어 보관한다.

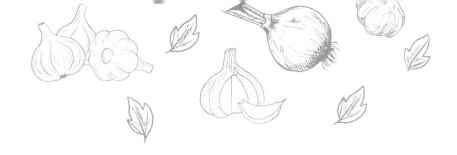

9. 마늘분말

마늘 달걀환은 마늘을 매우 손쉽게 섭취할 수 있지만 그래도 먹기 어렵다는 사람을 위해 마늘 달걀환을 짓이겨 갈아 만든 분말도 있다.

조리법은 아주 간단하여 완성된 마늘 달걀환을 빻아서 분말 상태로 만드는 것뿐이다. 습기를 잘 빨아들이기 때문에 반드시 밀폐용기에 보관하고 건조제를 함께 넣어두면 좋다.

물과 함께 먹을 수 있으며 맛과 냄새가 신경 쓰이면 캡슐에 넣어 먹으면 된다.

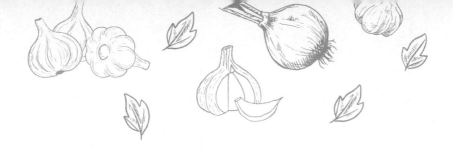

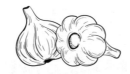

10. 마늘 술

마늘 술이란 마늘의 진액을 잠깐 보관해서 발효시켜 그것을 고아서 만든 것이다. 1kg의 마늘로 만들 수 있는 양은 불과 120~130g 정도지만 그만큼 유효성분이 농축되어 있어서 약효도 충분히 기대할 수 있다. 캡슐 형태로 먹으면 냄새도 걱정되지 않기 때문에 아침에도 좋다. 하루에 1~2회 티스푼 하나 정도가 적당한 양이지만, 개인차도 있어 위장이 약한 사람은 조금 적은 듯이 먹고 또 피로가 심한 사람은 양을 조금 늘려도 상관없다. 마늘 술은 양을 쉽게 조절할 수 있다는 이점이 있다.

마늘 술은 마시는 것 외에도 손발에 바르는 등 외용할 수도 있다. 체험자의 대부분은 거칠어진 손발과 벌레물린 곳에 직접 마늘 술을 바른다. 특별히 저장은 없지만 직접 바르는 경우는 자극도 강하기 때문에 신중해야 한다. 산전에 반드시 피부에 실험해본다.

여드름과 뾰루지 등에 바르거나 화장품으로 사용하는 경우에도 잊지 말고 실험해 보고 사용한다. 모발에 바르거나 린스로 쓸 때는 두피와 모근이 상하지 않도록 양을 조절하는데 모발과 피부에 사용할 경우에는 10% 정도로 희석한 것부터 조절해서 적당한 양을 찾는다.

거르지 않은 마늘 술 만드는 방법

마늘 술은 6개월 이상 숙성시키기 때문에 완성될 때까지 시간이 걸리지만 만드는 법은 매우 간단하다. 시간이 있을 때 만들어두면 상당히 편리하다. 피부가 약한 사람은 마늘을 갈 때 손이 거칠어지기 때문에 고무장갑을 이용하면 좋다.

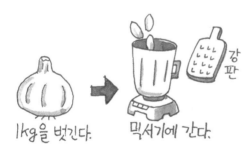

1. 마늘 1kg을 껍질을 벗겨서 믹서기에 갈거나 강판으로 곱게 간다.

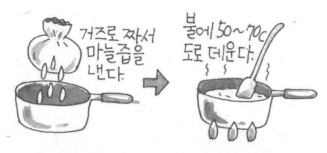

2. 거즈로 꼭 짜서 마늘즙을 낸다. 즙을 스테인리스 스틸냄비에 넣고 불에 올려 저으면서 50~70℃로 데운다.

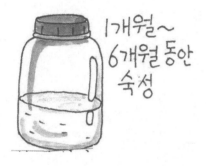

3. 깨끗한 병에 넣어 최저 1개월 동안 숙성시킨다. 6개월 이상 두면 숙성해서 맛도 좋아진다.

마늘 술은 약용 술의 왕

마늘은 술에 담그면 그 유효성분이 빠르고도 확실하게 침출되기 때문에 약용으로 마늘을 섭취하는 사람은 마늘술을 꽤 편리하게 이용할 수 있다. 매실주처럼 맛은 없지만 조금씩 계속 먹으면 몸 상태가 상당히 좋아진다.

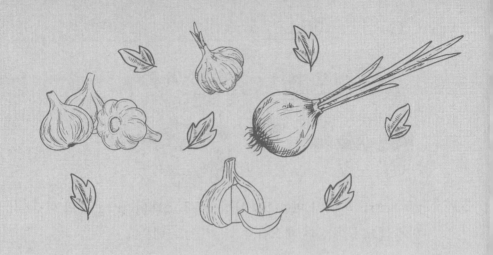

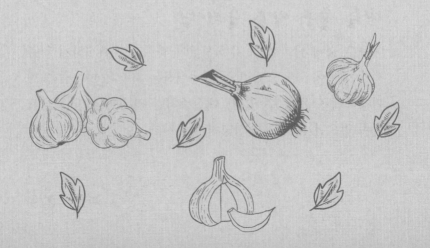

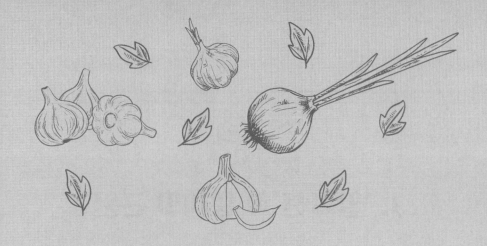

5
마늘 냄새를
없애는 법

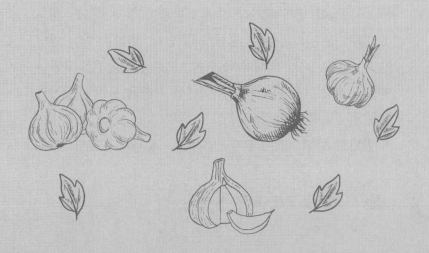

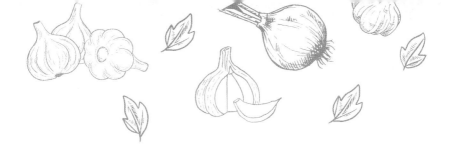

1. '알리신'이 냄새의 근원

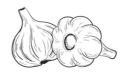

마늘은 보관음식으로 일상 반찬으로 먹는 것 이외에도 여러 가지로 조리해서 먹을 수 있다. 그러나 마늘을 조리하면 온 집안에 냄새가 퍼져 싫어하는 사람도 많다. 따라서 냄새가 나지 않는 조리법을 몇 가지 소개하고자 한다.

마늘의 특유한 냄새는 알리신이란 성분이 공기와 접촉해 산화할 때에 발생하는 것으로 마늘을 썰면 썰수록 공기의 접촉하는 면이 넓어지기 때문에 냄새도 강해진다. 생마늘의 경우에 간 마늘이 냄새가 가장 강하고 다음이 잘게 썬 것, 채썬 것, 얇게 썬 것의 순서로 냄새가 덜 난다. 따라서 마늘 알맹이 그 자체가 가장 냄새가 나지 않으므로 알맹이째로 굽거나 찌거나 데치거나 조리거나 튀기는 등 시간을 들여 가열하면 싫은 냄새도 좋은 향기로 바뀐다.

또 간단한 방법으로는 전자레인지를 이용 할 수 있다. 자른

것은 시간이 경과함에 따라 냄새가 강해지기 때문에 사용하기 직전에 자르는 것이 냄새를 줄이는 한 방법이다.

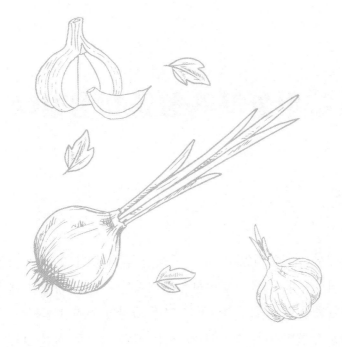

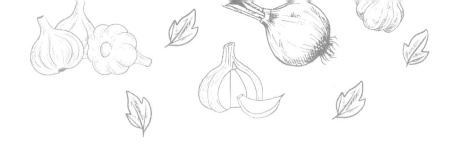

2. 마늘의 특성을 이용한다

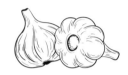

앞에서 언급했지만, 마늘의 독특한 냄새를 나게 하는 것은 알리신이다. 그런데 알리신은 단백질이나 지질, 당질과 매우 결합하기 쉬우므로 결합하면 그런 물질이 알리신을 싸서 냄새를 없애버린다. 즉 단백질, 지질, 당질 등으로 커버된다.

스테이크나 육류, 혹은 생선을 굽거나 할 때에 마늘을 이용하는 경우가 많지만 이 경우는 고기나 생선의 단백질과 결합해서 비린내를 제거하고 더욱 좋은 맛을 낸다. 이때에 넣은 마늘은 별로 냄새가 안 난다고 생각한다. 오히려 식욕을 자아낸다고 할 수 있다.

또한 마늘을 먹은 후에 우유 등을 마시면 그런 단백질이 알리신과 결합해서 냄새를 없앨 수 있지만 이것도 같은 작용에 의한 것이다.

이 외에 냄새를 제거하는 방법으로 편리한 것은 레몬, 우유,

생강, 쑥갓 등과 함께 조리하는 것이다. 이것을 방취 효과가
훨씬 올라간다.

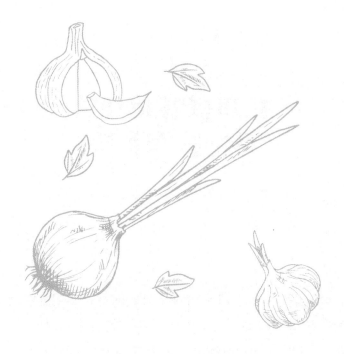

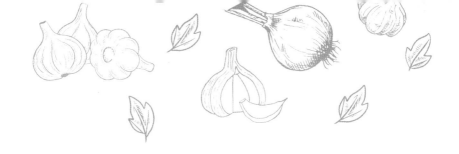

3. 제철의 야채나 과일을 먹는다

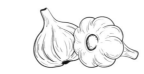

마늘을 먹을 때에는 계절 야채나 과일을 함께 섭취하는 것도 좋은 방법이다. 제철 음식에는 많은 칼슘이나 마그네슘, 칼륨, 철 등이 포함되어있다. 그것들로 냄새의 원인인 알리신을 감싸기 때문에 냄새를 줄이거나 완화시킬 수 있다.

토마토를 예로 들어도 제철에 난 토마토와 하우스 재배로 만들어진 토마토의 맛과 성분을 비교하면, 방향성이나 물건을 흡착시키는 힘 등은 제철 야채쪽이 압도적으로 우월하다.

마늘이 들어간 요리를 먹은 후에 제철 야채나 과일을 섭취하는 것이 냄새를 없애는 좋은 방법 중의 하나이다. 따라서 제철 야채를 좀더 중요시하여 식탁에 올리는 기회를 늘리는 것이 필요하다.

제철 야채가 없을 때에는 섬유가 많은 야채나 과일이 효과적이다. 냄새는 단백질과 결합하지만, 이때 다 결합할 수 없는 여분이 마늘 냄새가 되어버리는 것이다. 그 냄새를 없애도록 보완하는 역할을 하는 것이 이 야채 등의 섬유질이다. 야채의 섬유질과 결합한 냄새는 변이되어 체외로 배설되지만, 마늘 냄새를 신속하게 배출하는데 도움이 되는 것이 이 섬유질이다.

섬유가 많이 포함된 야채로는 감자류, 우엉, 당근, 무우 등이 있기 때문에 이런 야채를 많이 이용하는 것이 좋다.

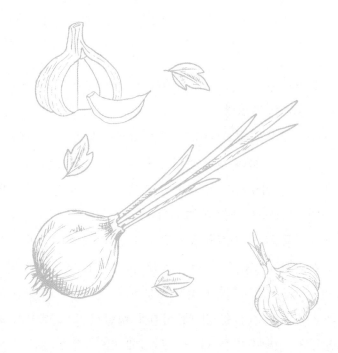

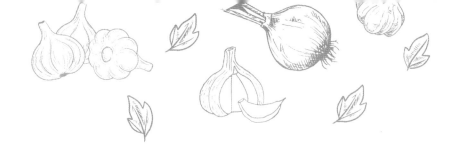

4. 식후에 차나 우유를 마신다

식후에 마시는 녹차, 홍차, 우롱차나 커피, 우유 등은 냄새를 제거하는데 매우 좋다.

녹차에도 효과가 있기 때문에 마늘 요리를 먹은 후에 가능한 많이 마시도록 하는 것이 좋다. 커피나 홍차 등에는 그것 자체에 강한 탈취효과가 있지만, 거기에 단백질이나 지방이 많은 크림을 넣으면 한층 더 효과를 낼 수 있다.

중국 사람들은 식사 전후에 우롱차나 결명차를 많이 마신다. 이것은 습관적으로 차가 냄새를 뺏거나 막거나 하는 것 외에도 지방 대사에도 효과가 있기 때문이다.

중국 사람들은 식사를 할 때 식기를 버릴 정도로 깨끗이 먹으면서도 비만이 다른 나라 사람들에 비해 적은 것은 식사 후에 여러 가지 차를 마시는 습관 때문이라고 할 수 있다.

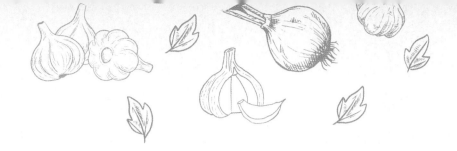

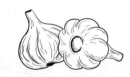

5. 그밖에 마늘냄새를 없애는 방법

① 껌, 향수 등을 이용한다.

향료가 많이 들어있는 껌을 씹으면, 타액이 많이 나와서 입 속을 씻어준다. 또한 이와 이 사이에 모인 가스를 깨끗이 청소 해주기 때문에 탈취효과와 향료가 반복해서 냄새를 없앨 수 있다. 식당에 들어갈 때 껌을 주는 것은 친절의 한 방법이기도 하지만 냄새를 없애기 위한 한 방편이기도 하다.

② 식후에 이를 닦는다.

식후에 이를 닦는 것도 탈취에 좋은 방법이다. 이 경우 허브 민트 등의 향료가 포함된 치약을 사용하도록 한다. 이 주위나 입 속을 깨끗이 하고, 냄새도 껌을 씹을 때와 마찬가지로 없애준다.

③ 가벼운 산책이나 운동을 한다.
가벼운 운동을 함으로써 몸 전체의 혈액순환을 좋게 할 수
있다. 몸을 움직이고, 근육을 활동시킴으로써 피의 순환이
좋아진다. 또한 내쉬는 숨의 횟수도 많아져서 탈취효과를 기
대할 수 있다.

마늘 냄새를 나지 않도록 준비를 하고 냄새를 없애는 노력을
하는 것이 중요하다.

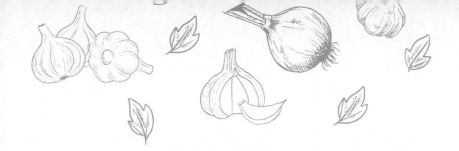

6. 냄새를 없애는 요리 방법

① 마늘을 알루미늄 호일에 싸서 요리한다.

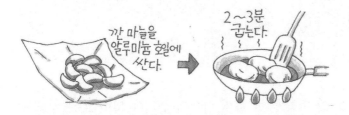

깐 마늘을
알루미늄 호일에
싼다.

2~3분
굽는다.

마늘은 한 쪽씩 나누어 껍질을 벗겨 알루미늄 호일에 싸서
가열한 석쇠나 프라이팬에서 2~3분 굽는다. 백합 뿌리에 가
까운 맛을 즐 길 수 있다.

② 마늘을 튀긴다.

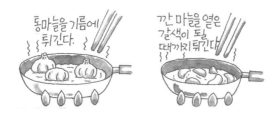

마늘은 한 통을 껍질째 중불의 기름에서 천천히 튀기면 고소
한 맛 을 즐길 수 있다. 혹은 껍질 벗긴 것을 옅은 갈색이 될
때까지 튀겨 소금을 뿌려먹으면 생각지도 못한 고소한 맛이
난다.

③ 마늘을 찐다.

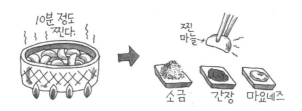

껍질을 깐 마늘을 한 쪽씩 나누어 찜기에 넣어 10분 정도 찐
후 소금이나 간장에 찍어 먹는다. 알싸한 맛이 나므로 기호
에 따라 마요네즈에 찍어 먹어도 좋다.

④ 마늘을 랩에 싸서 굽는다.
마늘 겉껍질은 벗기고 속껍질은 남겨서 랩으로 싸서 단시간
가열 한다. 마늘에 간장을 뿌리거나 버터를 넣어도 맛있는
마늘 구이 가 된다.

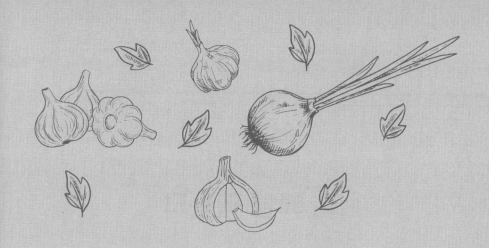

6

마늘을
올바르게 먹는 법

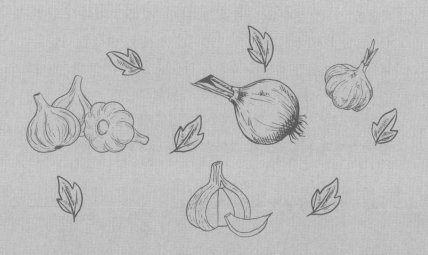

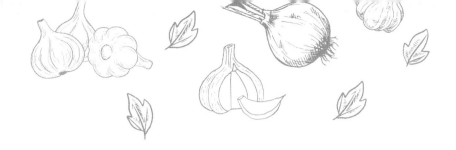

1. 매일 먹는다

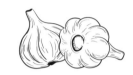

마늘은 폭도 넓고, 깊이도 깊다. 그로 인해서 숨겨진 효과도 많다. 따라서 마늘을 올바르게 먹을 때 그 효과가 충분히 나타난다. 올바르게 먹는 방법으로 무엇보다도 매일 섭취하는 것이다.

또한 마늘은 치료 효과도 물론이지만, 그 보다도 예방에 그 효력을 발휘한다. 그 예방 효과를 보기 위해서도 매일 빼놓지 않고 먹는 것이 필요하다.

마늘을 한 번 섭취했을 때의 효과는 사람마다 차이가 있을 수 있다. 특히 남성과 여성의 차이가 있는데. 여성은 마늘을 먹은 후에 6시간 정도에 효과가 나타나기 시작하지만, 남성의 경우 12시간 정도 걸리는 것으로 밝혀졌다.

또한 그 효과가 어느 정도 지속되는가에 대해서 여러 가지로 조사한 바에 의하면 1회 섭취로 12시간 정도로 효과가 지속된 것으로 알려졌다. 따라서 1, 2일에 효과가 최고로 나타났고, 2일째부터 그 효과가 하강한 것이다.

따라서 마늘의 효과를 보기 위해서는 상식할 필요가 있는 것이다. 즉 상식함으로써 마늘이 우리 몸에 부드러운 약이 되는 것이다.

예를 들어서 마늘을 먹고 있는데 감기에 걸렸다고 했을때, 아무리 마늘을 먹었다 해도 2일째가 되면 감기에 대한 저항력은 현저히 적어진다. 이런 때에 감기가 걸리게 되는 것이다. 따라서 매일 복용함으로써 감기를 예방하고 몸의 저항력을 높이고 라듬을 조절할 수 있는 것이다.

그런데 여기서 알아야할 것은 절대로 과식해서는 안 된다는 점이다.

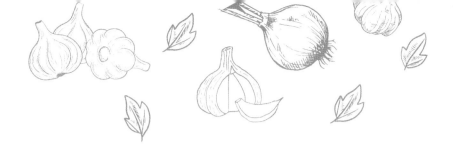

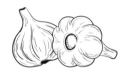

2. 적당한 양의 표준을 안다

우리나라 야채가게나 마트 등에서 판매되고 있는 것은 거의
가 '육쪽 마늘'이다. 이 육쪽 마늘의 경우, 마늘의 껍질을 벗
기면, 흰 조각이 6개가 있다. 1조각의 무게는 10g 정도이기
때문에, 1알은 50~60g 정도가 된다. 물론 이 보다 더 큰 것
도 있고 작은 것도 있다.

이 평균적인 크기의 마늘을 하루에 2,3조각 먹는 것이 성인
의 적당한 양이다. 이 양을 표준으로 해서 계속 먹는 것이 중
요하다. 이 적당한 양의 범위 내에서라면 어떤 방법으로 먹
어도 상관없다.

요리에 사용하거나, 가공하여 먹거나 날 상태로 환산해서
2,3조각의 표준을 지켜야 한다.

보존용으로서 마늘 술, 초절임, 간장 절임, 된장 절임 등으로
간단히 만들 수 있다. 술을 좋아하는 사람에게는 마늘 술이

어떤 술보다도 좋다고 할 수 있다. 단 이 경우도 징량은 지켜
야 한다. 마늘 술의 경우 1일에 1,2잔이 정량이다. 맛있다고
해서 절대도 많이 마시는 것은 금물이다.

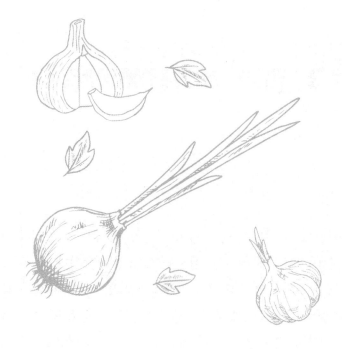

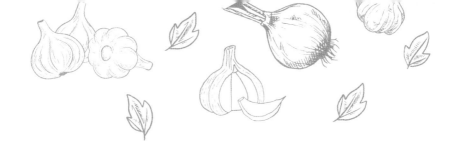

3. 몸의 컨디션에 맞춘다

사람마다 몸 상태에 따라 음식이 잘 받지 않은 것이 있다. 예를 들어서 우유를 마시면 설사를 하는 경우 등이다.

이러한 사람들이 공복시에 마늘을 먹으면, 마늘의 자극성에 의해 한층 더 강하게 몸의 부작용이 일어나 수 있다. 위가 약한 사람의 경우 어느 정도 속을 채우고 나서 마늘을 먹으면 자극이 적다.

또한 아무리 위가 튼튼한 사람일지라도 마늘의 자극의 정체인 알리신은 매우 강하기 때문에 얕보아서는 안 된다.

따라서 자신의 평소 체력이나 약점, 또는 먹을 때에 몸의 컨디션에 주의를 해야 한다. 그러므로 일반적인 적당량부터 몸 컨디션에 맞출 필요가 있는 것이다.

마늘에는 몸 컨디션이 나쁜 곳에 작용해서 원래 상태로 되돌리는 기능이 있다.

예를 들어서 빈혈이 있는 사람이 마늘을 먹었을 때, 정상적인 혈액으로 되돌리고, 더욱이는 적혈구수까지 늘리어준다. 먹는 법만 잘 지키면 몸에 좋은 부드러운 약이 된다.

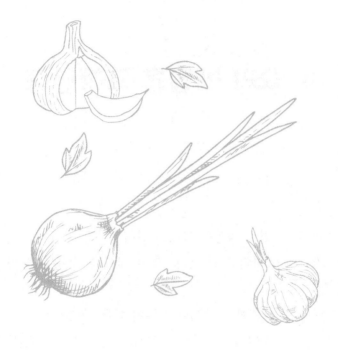

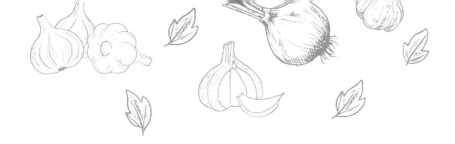

4. 요리 방법을 고려한다

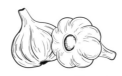

마늘이 갖고 있는 성분을 그대로 받아들이기 위해서는 열을 가하거나 가공하지 않고, 날로 먹는 것이 가장 올바른 방법이다.

그러나 날로 먹기에는 냄새나 자극이 너무 강해서 조금 저항을 느끼는 사람이 있다. 이로 인해서 여러 가지 요리법을 생각하게 되는데, 굽거나 프라이로 해서 먹는 것이 냄새도, 자극도 적어지고 맛도 좋다. 또한 여러 가지 요리에 넣거나 조미료로써 이용해도 좋다.

마늘에 포함되어 있는 가장 기대가 강한 성분이 알리신이다. 그 알리신이 알라나아제라고 하는 효소의 작용으로 변화해서 마늘의 약효가 발휘된다는 사실은 이미 언급한 바 있다. 그런데 알리나아제는 열에 약해서 조금 가열해도 파괴되어 그 결과 마늘 냄새가 없어진다. 알나아제가 작용하지 않고, 그대로 봄에 들어간 알리인은, 체내에 비타민 B1에 의해, 서서히 알리신으로 변화해서 그 효력을 발휘하게 된다.

따라서 날 것으로 먹든, 가열해서 먹든 그 효력은 변하지 않는다.

기호에 맞는 조리법이나 가공을 해서 자극이나 냄새를줄여 맛있게 먹을 필요가 있다. 알리나아제는 끓인 물에 넣으면 5분 지나면 파괴되어버린다. 30분이나 1시간 열을 가해도 의미가 없다. 그보다도 열에 약한 비타민C가 없어져 버린다. 따라서 가열할 때는 너무 시간을 들이지 않고 재빨리 요리하는 것이 요령이다.

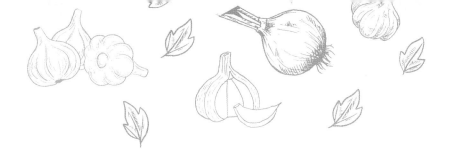

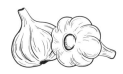

5. 보관하는 방법을 고려한다

마늘을 먹을 때마다 굽거나 튀거나 하는 것은 번거로운 일이
다. 따라서 마늘 알 등을 만들어 두면 매우 도움이 된다.

마늘 알은 대두 정도의 크기의 것이 적당한 듯하다. 이것을
식후에 2, 3알 먹으면 건강에 좋다. 그러기 위해서는 마늘
알을 한 번에 1개월분 정도 만들어두면 이용하기 쉽다.

우유에 끓여서 냉장고에 보존하는 방법도 있지만, 표면에 우
유가 남아서 곰팡이가 피기 쉬우므로 그다지 오래 보존하지
는 못한다. 그러나 뜨거운 물에 끓인 마늘은 냉장고에 넣어
두면 1개월 정도 보관할 수 있다. 충분히 요리에 이용할 수
있고, 마늘의 약효를 없애는 일은 없을 것이다.

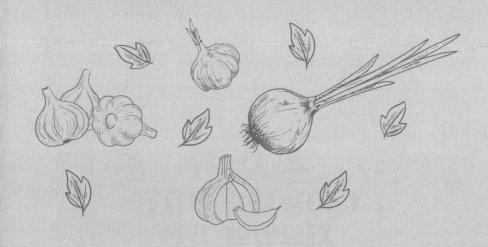

7
마늘즙을
이용한 치료법

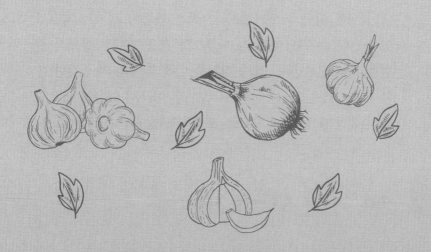

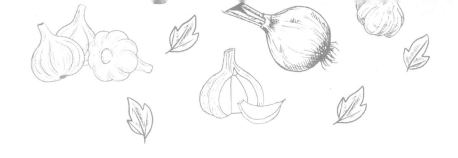

1. 마늘즙을 이용한 치료법의 기본

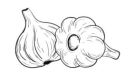

마늘에는 세균과 진균을 막아주는 강한 항균작용이 있다고 옛날부터 알려져 왔다. 이 항균작용의 효율성을 가장 잘 활용하는 방법이 바로 마늘즙을 외용하는 것이다. 백선균이 원인인 무좀에 바른다든지 인플루엔자 바이러스로 인한 감기증상에 양치액으로 사용한다든지 각종 이용법을 생각할 수 있다.

마늘은 직접 바르는 외용법은 가장 효과가 크지만 그만큼 자극이 너무 강해 피부가 약한 사람은 염증이 생기는 경우가 있다. 피부는 사람에 따라 다르므로 사용 전에는 반드시 실험을 해보아야 한다. 팔과 대퇴부 안쪽 등 피부의 민감한 부분에 마늘즙을 조금 발라 5~10분 후 아무런 이상이 없으면 전혀 문제가 없는 것이므로 사용해도 상관없다. 부어오름,

붉은 기가 나타날 경우는 씻어내고 사용을 중지한다.

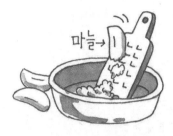

1.마늘을 강판에 간다.

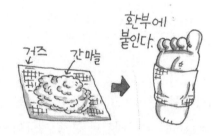

2.마늘즙을 거즈에 붙여서 환부에 붙인다.

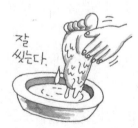

3.마늘이 남지 않도록 잘 씻어낸다.

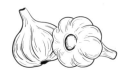

2. 무좀 치료법

마늘즙을 가장 간단하게 사용하는 방법은 무좀이 생긴 부분
에 마늘을 갈아 바르고 1~2시간 뒤 닦아내거나 물로 깨끗이
씻어내는 것이다. 또 간 마늘을 거즈 등에 얇게 펴서 붙여두
는 것도 효과적이다. 마늘을 갈아서 힘껏 짠 뒤 그 즙을 바르
는 것도 효과적이다.

자극이 좀 강하다고 생각되면 짠 즙을 물과 밀가루에 개어서
거즈에 바르거나, 환부에 대고 그 위에 비닐이나 기름종이를
발라주는 방법도 있다. 대량으로 바르거나 장시간 그대로 방
치하는 것은 금물이다. 어떠한 경우에도 반드시 완전히 닦아
내거나 물로 씻어내어 마늘이 피부에 남지 않도록 한다. 금
방 낫지는 않으므로 느긋한 마음으로 계속해야 한다.

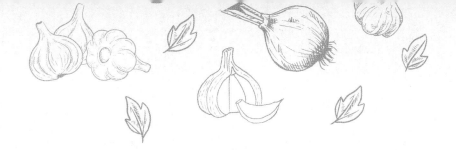

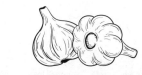

3. 치질 치료법

무좀과 마찬가지로 우리나라 사람들에게 많은 것이 치질이다. 치질은 항문부의 혈향을 좋게 하고 환부를 청결히 하는 것으로 증상을 상당히 개선할 수 있다. 그런의미에서 마늘의 혈액순환을 좋게 하는 기능과 항균작용이 꽤 효과를 본다.

우선 마늘 즙을 물에 희석해 거즈에 적셔 환부에 바르고 잠시 후 닦아내거나 씻어낸다. 아니면 40℃정도의 따뜻한 물에 마늘즙을 희석시켜 환부를 담그면 좋다. 대야 등을 사용해 뒷물하듯이 하면 된다.

작은 마늘 조각을 항문에 넣었다가 10~20분 있다가 끄집어 내는 방법도 있다. 혹시 자극을 느끼거나 증상이 악화되면 중지한다. 또 환부는 늘 청결하게 유지해야 한다.

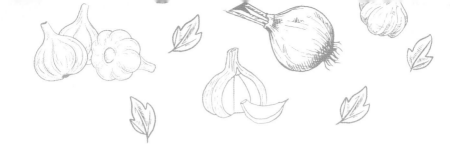

4. 마늘 양치액을
이용한 치료법

목이 아프고 감기인가 생각되면 꼭 한 번 실행해보라고 권하는 것이 마늘 요법이다. 물에 희석시킨 마늘즙을 목구멍까지 닿도록 가글하는 것이 비결이다. 이렇게 하면 감기의 원인이 되는 인플루엔자 바이러스와 세균이 목의 점막에서 번식하는 것이 억제되어 감기 예방에도 상당한 효과가 있다.

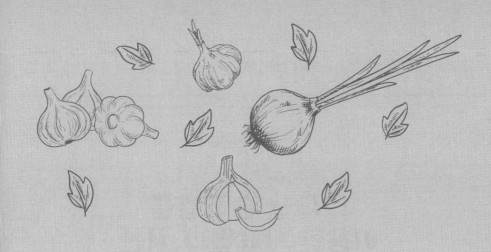

8

마늘 습포법을
이용한 치료법

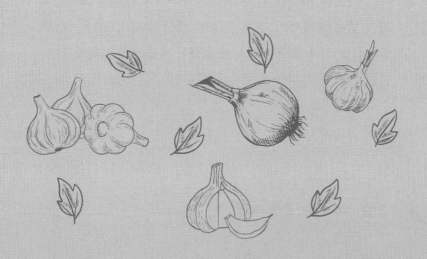

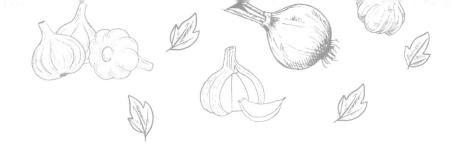

1. 마늘 습포법을
이용한 치료법의 기본

마늘을 외용하는 것의 효과는 의외로 잘 알려져 있지 않은 듯하지만, 마늘의 성분 알리신은 피부에 잘 흡수되기 때문에 좋은 약효를 기대할 수 있다. 특히 신경세포와 결합해 통증을 완화하는 작용과 혈액을 좋게 해서 냉증을 해소하는 작용은 직접 환부에 붙이는 습포로 효과를 볼 수 있다.

마늘 습포는 마늘을 갈아 거즈 등에 붙여 환부에 붙이면 좋지만 냄새가 상당히 강해 염증이 생길 위험도 있다. 그래서 밀가루를 섞어 냄새와 작용을 완화하는 습포법을 권한다.

마늘 습포한 부위를 따뜻하게 해주면 마늘 성분이 더 잘 흡수되어 온열효과와 상승작용을 일으켜 효과가 더 크다.

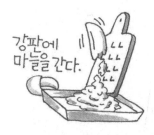

1. 마늘은 한 쪽씩 나누어 껍질을 벗겨서 간다.

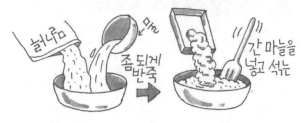

2. 밀가루에 물을 섞어 튀김용 반죽보다 조금 더 되게 반죽
한 것에 1을 넣어 골고루 섞는다.

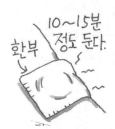

3. 거즈에 적당량을 발라서 환부에 붙여 10~15분 정도 둔다.

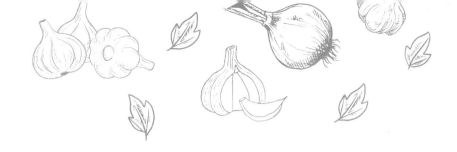

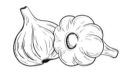

2. 위장장애 치료

어쩐지 위가 아프다. 식욕이 없다. 위가 콕콕 쑤시며 아프다는 등 위장장애를 호소하는 사람을 많이 볼 수 있다. 장기간에 걸쳐 위가 아프면 나쁜 병이 숨어 있을 수도 있으니 반드시 전문의의 진단을 받아볼 필요가 있지만, 피로나 스트레스로 인한 경우와 급성 위통, 선천적으로 위가 약한 사람들은 마늘 습포가 효과적이다.

아픈 위 부위에 습포하는 것이 가장 간단한 방법이지만 등에 있는'위장의 여섯 경혈'이라고 불리는 위장기능을 높이는 여섯 군데의 경혈을 동시에 따뜻하게 해주면 전신이 따뜻해져 위가 매우 편안해진다. 경혈은 위에서부터 격수, 간수, 비수이다.

격수는 등줄기를 편 양쪽 견갑골의 아래쪽 가장자리에 바른 자와 같은 것을 대어 기준선 우로 해서 손바닥을 등에 대어

이 기준선과 등줄기가 교차하는 짐에 중지를 두었을 때 집게
손가락과 약지를 닿는 곳의 외측에 있다.

간수는 거기서부터 손가락 세 개 너비 정도 밑이고, 비수는
간수로부터 손가락 세 개 너비 정도 밑이다.

등의 경혈은 정확한 위치를 잡기 어렵기 때문에 위의 뒤쪽
편 정도를 기준으로 삼아 대강의 위치에 습포하면 충분하다.

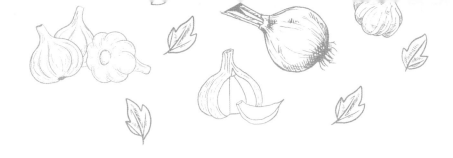

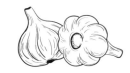

3. 요통 치료

마늘습포는 요통에도 효력을 발휘한다. 예로부터 고추나 갠
겨자를 사용한 습포법이 민간요법으로 알려졌지만, 마늘습
포는 따뜻하게 해줄 뿐 아니라 통증을 억제하는 작용도 있기
때문에 한층 더 큰 효과를 기대할 수 있다.

요통에는 아픈 부위에 습포하는 방법과 발 안쪽 복사뼈 정점
에서 손가락 네 개 너비 정도 위에 있는 삼음 교라는 경혈에
습포하는 방법이 있다. 이 두 군데에 마늘 습포를 계속하면
고통스런 요통이 완화된다.

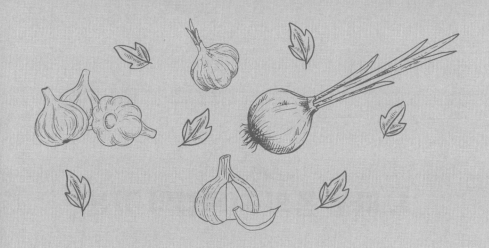

9
마늘
뜸 치료법

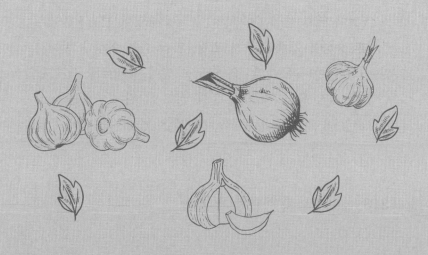

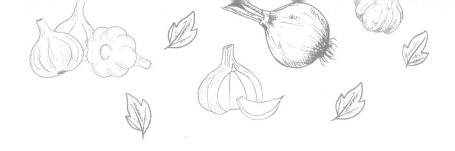

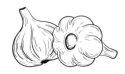

1. 마늘 뜸의 치료법의 기본

마늘 뜸은 몸 외부로부터 마늘의 유효성분을 효율성이 좋게 흡수시키는 최고의 방법으로 한의사들도 흔히 행하는 치료법이다. 마늘에 있는 통증을 억제하고 혈행을 원활히 하는 작용에 뜸의 온열작용이 더해져 신경통과 어깨 결림, 류머티즘, 통풍, 요통, 염좌, 타박상 등 통증을 동반하는 증상에 특히 효과적이다.

또 경혈에 마늘 뜸을 함으로써 위 무력증이나 기관지염등의 불쾌한 증상을 개선할 수도 있다. 마늘 뜸은 어려운 절차가 있는 것이 아니라 한의사의 지도를 받아 집에서도 쉽게 할 수 있다. 마늘을 2~3mm로 얇게 썰고 그 위에 약쑥을 피라미드처럼 올린 후 한의사에게 지시받은 경혈자리 위에 두고 불을 피운다. 약쑥이 다 타면 새것으로 바꾸고 4~5회 반복한다.

마늘 뜸은 피부와 약쑥 사이에 마늘이 들어 있기 때문에 보통의 뜸처럼 너무 뜨겁거나 하는 위험성도 없고 오히려취급하기 간단한 뜸이라 할 수 있다.

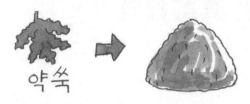

1.약쑥을 피라미드형으로 만든다.

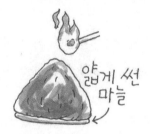

2.얇게 썬 마늘 위에 약쑥을 얹고 불을 붙인다.

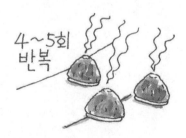

3.2를 4~5회 반복한다.

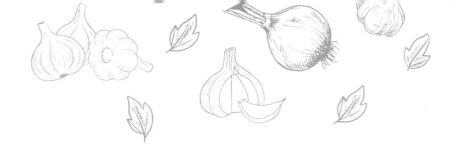

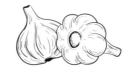

2. 통증치료

신경통, 류머티즘, 어깨 결림 등의 통증에는 환부에 직접 마늘 뜸을 놓는다. 염좌, 엘보 등 만성화된 통증을 억제하는 효과가 있다.

경혈의 위치를 찾기는 어렵지만 손가락으로 눌러 통증을 느끼는 부위에 뜸을 떠도 좋으므로 간단하다. 허리에 뜸을 놓을 경우는 엎드려 누워 가족에게 도움을 구한다.

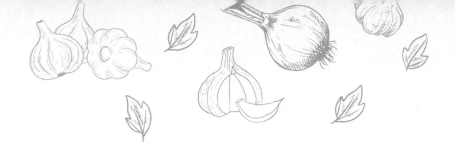

3. 경혈에 놓는 마늘 뜸

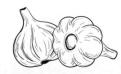

증상에 따라서는 직접 환부에 뜸을 뜨기보다 경혈에 뜸을 뜨는 편이 효과적인 경우가 있다. 위장질환이나 기관지염 등의 그 대표적인 예이다. 위장의 뜸자리인 중완은 배꼽과 명치 사이의 정중앙에 있다. 위가 불쾌한 증상에는 격수, 간수, 비수의'위장의 6군데 뜸자리'도 효과적이다. 기관지염에 효과 있는 풍문이라는 뜸자리는
손을 반대 측의 어깨에 대어봐서 중지가 닿는 위치라고 생각하면 좋을 듯하다.

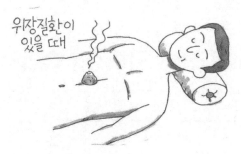

위장질환이
있을 때

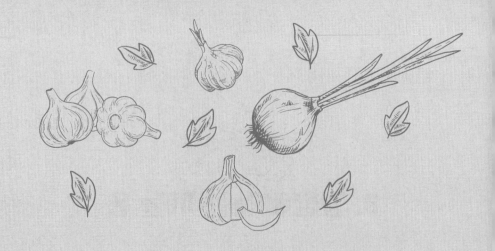
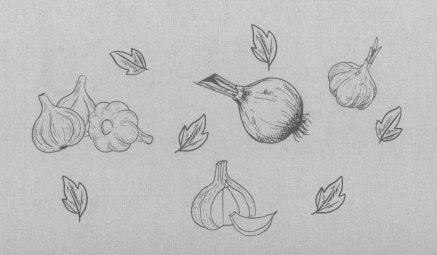

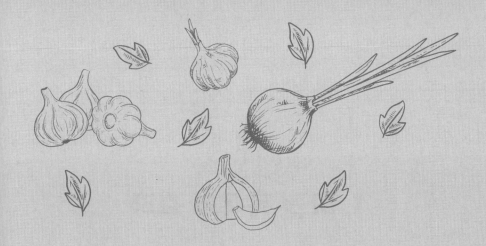

10
마늘
목욕 치료법

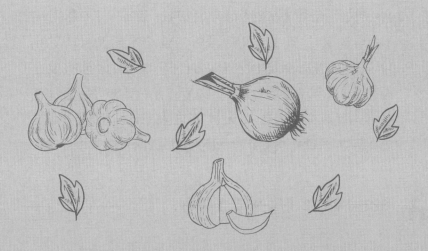

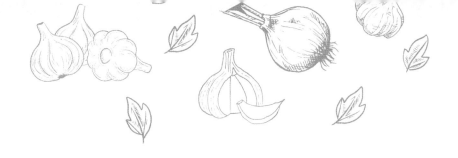

1. 마늘 목욕의 효과

예로부터 몸이 따듯해지거나 피부가 깨끗해지는 약효가 있는 식물을 탕 속에 넣는 민간요법은 널리 알려졌다. 마늘의 유효성분도 피부에 잘 흡수하기 때문에 마늘을 탕 속에 넣고 입욕하는 것도 효과적 이용법이다.

마늘 목욕은 습진, 냉증, 어깨 결림, 신경통, 요통 등 다양한 증상을 개선하지만 그 중에서도 아토피성 피부염의 가려움증을 억제하는 효과가 크다. 스테로이드제 등의 약물 요법에 의존하는 사람에게는 안전성과 손쉽다는 점에서 반가운 치료법이라고 할 수 있다. 노인들 중에 한밤 중에 몇 번이고 일어나 숙면을 취할 수 없는 사람뿐 아니라 별다른 증상이 없는 사람에게도 피부를 건강하고 매끄럽고 부드럽게 하는 동시에 몸이 따뜻해져 한기로 덜 느끼고 피곤도 풀리게 하는 마늘 목욕은 온 가족이 이용할 수 있는'건강요법'이다.

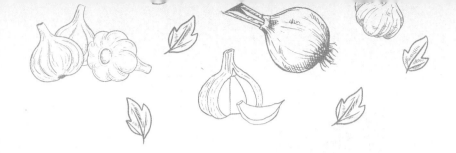

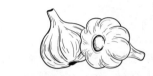

2. 마늘 목욕 방법

유자탕과 창포탕 등의 약탕과 마찬가지로 마늘을 탕에 넣으면 좋지만 자극이 강해 몇 가지를 고안해본다.

생마늘을 자르거나 으깨면'알리신'이라는 강한 자극성분이 나오기 때문에 자르지 않고 껍질 깐 것을 그대로 거즈나 목면으로 만든 주머니에 넣어 욕조에 담근다.

냄새나 자극을 부드럽게 완화시키고 싶을 때는 작은 마늘 알맹이나 2~3 토막 낸 것을 전자렌지에서 30초 정도 가열한 후 사용하면 좋다. 마늘의 분량은 욕조의 크기나 체질에 맞춰 조절하면 좋겠지만 보통은 몇 쪽으로도 충분한다.

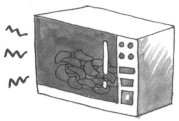

1.마늘의 자극을 완화시키고 싶을 때는 전자레인지에서 가열
한다.

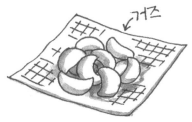

2.마늘을 거즈나 목면 주머니에 넣는다.

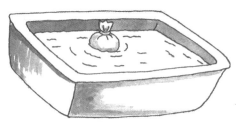

3.입구를 묶고 욕조에 담근다.

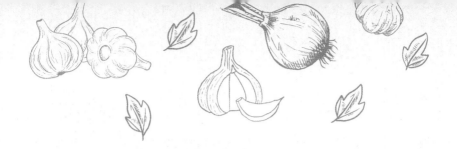

3. 아토피성 피부염 치료

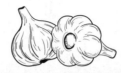

마늘에는 혈행을 좋게 하고 신진대사를 활발하게 하는 작용이 있기 때문에 새로운 피부형상에 도움이 된다.

또 피부세포를 활성하고 자극에 대한 저항력을 키우는 효과와 자극의 원인이 되는 세균 등을 죽이는 살균작용도 뛰어나다.

이러한 종합적인 기능이 아토피성 피부염의 증상을 개선시킬 것으로 본다. 마늘을 탕 속에 넣게 된 것은 새끼방어와 도미에 사용한 영양제가 계기가 되었다. 양식장에서 일하는 사람이 마늘에 비타민 B1을 섞은 영양제를 만진 날은 하루종일 손이 뽀송뽀송 했다고 한다.

이 이야기에서 힌트를 얻어 마늘을 입욕제로는 사용할 수 없을까 생각한 끝에 연구를 해본 결과 입욕 후에도 체온이 잘 떨어지지 않은 효과도 높다는 사실을 알게 되었다.

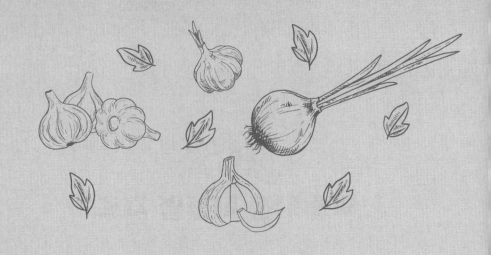
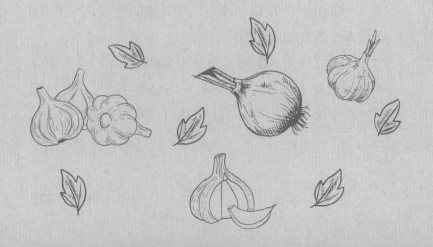

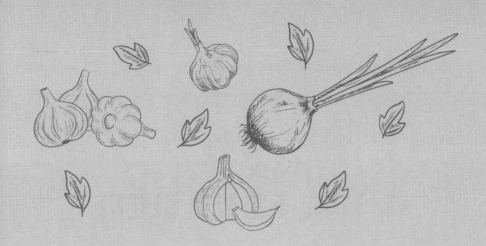

11
마늘
미용법

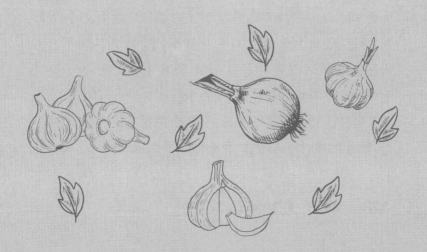

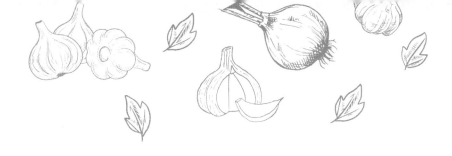

1. 기미, 주름살을 없앤다

젊고 건강하고 아름다운 피부는 세포가 활발하게 활동하기 때문에 신진대사가 좋아 노화된 피부가 떨어져 나가고 새 피부로 재생되는 피부의 정상적인 사이클이 유지되어 영양분도 충분히 흡수된다. 수분과 저분의 균형을 유지하는 능력도 뛰어나 젊고 탄력 있는 상태라고 할 수 있다.

마늘의 '알리신'이란 유효성분은 피부세포에 직접 작용해 그 기능을 활발히 한다. 또 세포막의 투과성을 좋게 해서 노폐물을 재빨리 배출하고 필요한 양양을 충분히 흡수할 수 있도록 해준다. 또 마늘에는 피부 내부에 적당히 지분을 남기는 작용이 있어 수분과 지분이 균형 있게 유지되어 눈에 띄게 잔주름이나 피부 처짐을 막을 수 있다.

덧붙이자면 마늘을 살균력도 강하기 때문에 피부의 노폐물을 완전히 제거해 청결을 유지하게 해준다. 여드름, 뽀루지는 피부의 과잉된 노폐물에 잡균이 변식하는 것이 원인이 되므로 항상 청결을 유지하는 것으로 예방할 수 있다.

하지만 이미 생긴 뾰루지는 마늘의 강한 살균력으로 화농되지 않고 빨리 나올 수 있다. 또한 마늘의 유호성분은 침투성이 매우 좋아 피부 표면에 효율적으로 흡수된다.

흡수성이 좋다는 것은 매우 중요한 사항으로 아무리 뛰어난 기능이 있어도 흡수되지 않는다면 효과는 기대할 수없다. 그 점에서 마늘은 우수한 자연화장품이라 할 수 있다. 1년 내내 기미, 주름, 거친 피부가 신경 쓰이는 사람은 화장 진액과 팩제를 만들어서 자신의 피부에 맞는 분량과 방법으로 손질해 보자.

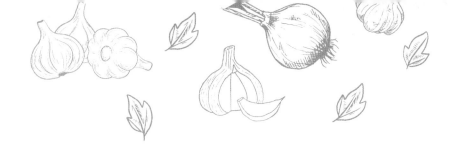

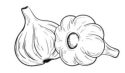

2. 마늘진액 세안방법

아름다운 피부를 만드는 기본은 피부의 노폐물을 철저히 없
애는 것에서 시작한다. 마늘의 강력한 살균력을 이용해서 완
전히 세안하면 확실하게 노폐물을 제거할 수 있다.

세안에는 끓인 마늘진액이나 소주절임진액을 이용한다.

세안용 크림에 진액 1~2방울 넣어 얼굴 전체에 골고루 마사
지한다. 모공 깊숙이 있는 노폐물까지 녹여 없애려면 중지를
이용해 부드럽고 꼼꼼하게 마사지한다. 그리고 나서 크림을
닦아 내고 미온수로 씻어낸다. 완전히 씻은 후 마지막으로
냉수로 튕기듯이 세안한다.

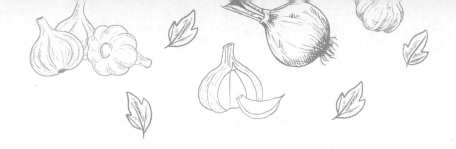

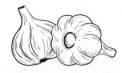

3. 마늘진액 기초미용법

세포의 기능을 활발히 하는 작용과 살균작용이 있는 마늘도 끈기 있게 매일 피부손질에 사용해야 효과가 나타난다. 피부 표면에 뭔가를 보충하는 그런 소극적인 비질개선이므로 피부처럼 민감한 피부, 여드름, 기미, 주름, 처짐 등의 트러블에 관계없이 건강하고 생생한 피부로 다시 태어날 수 있다.

세안 후 집에 있는 화장수에 끓인 마늘진액이나 소주에 담근 진액을 1~2방울 섞어 얼굴 전체에 패팅한다. 피부에 침투되도록 꼼꼼히 두드려주면 성분이 잘 흡수되어 세포에 직접 작용할 수 있다.

화장수는 마늘과 청주를 이용하여 직접 만들 수 있다. 화장수를 바른 뒤에는 필요에 크림이나 오일을 얼굴 전체에 펴 바른다.

진액의 분량은 소량으로 시작해서 자신의 피부에 맞게 조절한다.

오일은 양질의 천연오일을 상용하고 역시 마늘진액을 첨가한다. 기미나 잔주름, 거친 피부 등 신경 쓰이는 부분에 화장수나 크림을 바를 때 손끝으로 가볍게 톡톡 두드리면 흡수된다.

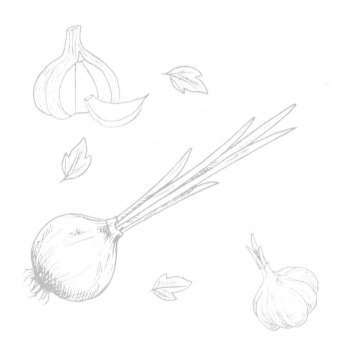

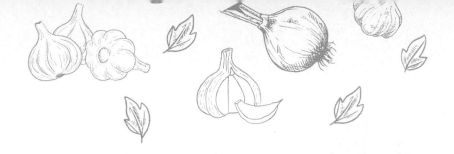

4. 끓인 마늘진액

마늘의 유효성분을 끓여서 우려내어 만드는 손쉬운 진액이
다. 만들어 바로 사용할 수 있기 때문에 생각날 때 만들어두
면 편리하다.

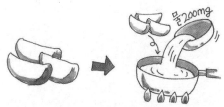

1. 마늘 3쪽을 껍질 벗겨 물을 200mg와 함께 냄비에 넣고
끓인다.

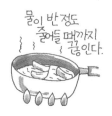

물이 반 정도 줄어들 때까지 끓인다.

2. 물이 반 정도로 줄어들 때까지 줄인 뒤 남은 즙을 사용 한다.
(냉장고에 보관하면 일주일정도 가기 때문에 사용량에 맞게
만들어둔다.)

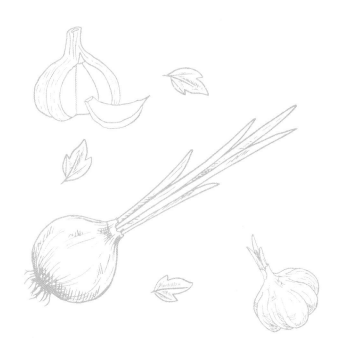

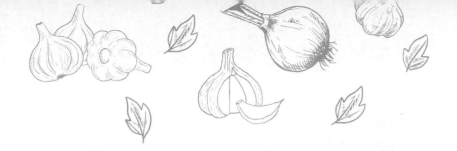

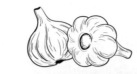

5. 소주절임진액

소주에 채우기 때문에 보존성이 높은 진액이다. 음용할 수도 있어서 마늘 출하시기에 많이 만들어두면 언제든지 사용할 수 있다.

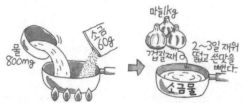

1. 물 800mg에 소금 60g를 녹여 소금물을 만든 뒤 마늘 1kg을 껍질째 넣어 2~3일 재워 떫고 쓴맛을 뺀다.

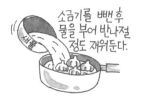

2. 떫고 쓴맛을 뺀 마늘을 잘 씻어 소금기를 뺀 뒤 물을 부어
반나절 정도 재워둔다.

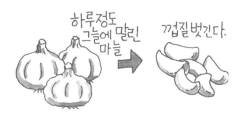

3. 물기를 잘 닦아 하루 정도 그늘을 말린 뒤 한 쪽씩 나누어
껍질을 벗긴다.

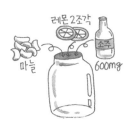

4. 깨끗한 보관병에 3의 마늘과 얇게 썬 2조각을 넣고 소주
600mg를 넣는다.

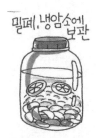

밀폐, 냉암소에 보관

5. 밀폐해서 냉암소에 보관하였다가 2개월 후에 레몬을 꺼내고 6개월

후에 마늘을 건져낸다.

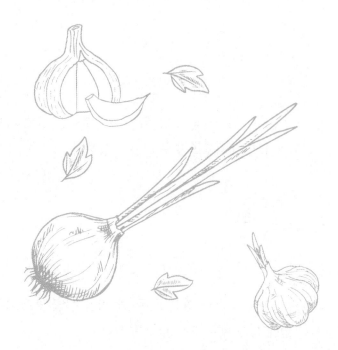

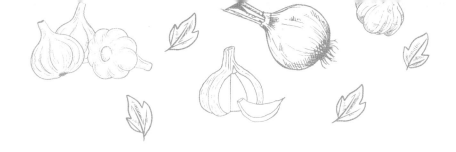

6. 마늘화장수

어떠한 청주든지 가능하다. 화장수는 세안 후의 손질에 사용하는 것 외에 클린싱 대용으로도 사용 가능하다.

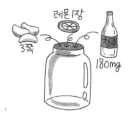

1. 껍질 벗긴 마늘 3쪽과 얇은 레몬 한 장을 살균 소독해서 건조시킨 병에 넣고 청주 180mg를 붓는다.

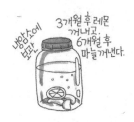

2. 밀폐해서 냉암소에 보관해서 3개월 후에 레몬을 꺼내고 6
개월후에 마늘을 꺼내면 완성이다. 며칠 정도 재워둔다.

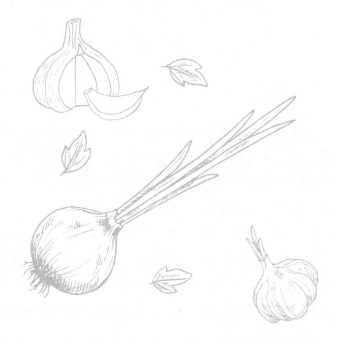

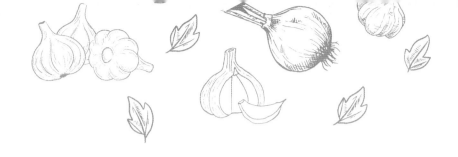

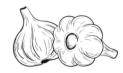

7. 마늘 헤어 팩

윤기 있고 탐스런 모발을 소유하고 싶은 것은 남녀노소를 불문하고 모든 사람들의 희망 사항이다. 그러나 노화뿐 아니라 스트레스나 과로, 공기 오염 등으로 백발 과 탈모로 고민하는 사람이 늘어나고 있다.

건강한 모발은 건강한 자연 그대로의 두피에서 오는 것이다. 피부의 오염물질을 확실히 씻어내고 두피 전체를 활성화하면 탈모나 끊기는 모발, 비듬, 가려움 등을 예방하고 건강한 모발을 유지할 수 있다. 샴푸 전에 마늘팩을 하고 마늘 린스로 마무리하면 한층 효과적이다.

마늘 헤어 팩 하는 방법

끓인 마늘진액이나 소주에 담근 진액 20ml에 다시마물 20ml, 스쿠알렌이나 올리브유 등의 미용오일 1.5ml를 섞어 헤어팩제를 만든다.

샴푸 전에 책제를 두피와 모발에 잘 문지른 뒤 샤워캡을 쓰고 30분 정도 있다 씻어낸다. 백발, 탈모에는 특히 효과적이라 매일 거르지 말고 사용하면 좋다.

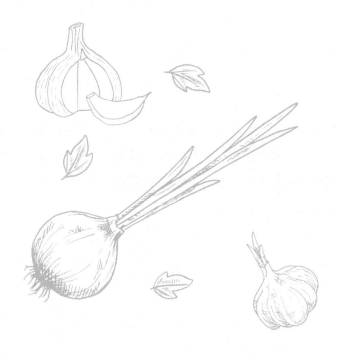

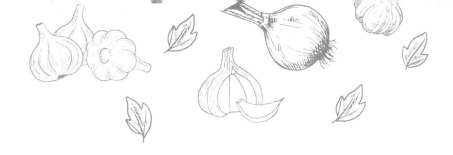

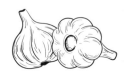

8. 마늘로 린스하는 방법

세면대 반 정도의 따뜻한 물에 끓인 마늘진액이나 소주에 담근 진액 1큰술 정도를 넣어 잘 섞어 모발과 두피에 골고루 마사지한 후 깨끗이 헹군다. 푸석한 모발도 촉촉하고 윤기 있는 모발로 되돌릴 수 있다.

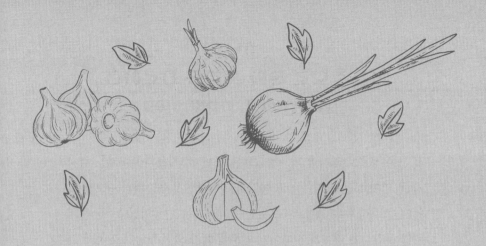

부록
마늘로 질병을 고친
클리닉 이야기

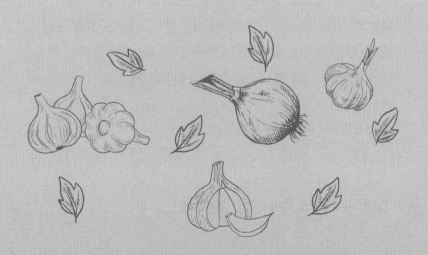

01
마늘즙으로 목의 통증을 치료하다
- 김명자 씨(여성, 회사원, 가명) -

40대 여성으로 회사에 다니는 그녀는 3년 전 겨울의 어느 날, 갑자기 목 안이 부은 느낌이 들고 묵직하고 아프면서 목소리가 나오지 않았다. 전화교환수 일을 하고 있던 그녀에게는 큰일이었다. 곧 근처 병원에 갔다가 갱년기 장애이기 때문에 때가 되면 낫는다고 해서 그대로 있었다.

그러나 아무리 지나도 좋아지기는 커녕 악화되기만 했다. 그녀는 도저히 참을 수 없어 이비인후과에 갔더니 후두염이라고 하며 주사를 놔주고 가글약을 처방해주었다. 한동안 이비인후과 치료를 계속 받았지만 악화만 되지 않을 뿐이지 좋아지지가 않아 곤혹스러웠다.

그때 아는 사람이 그녀에게 마늘 가글이 목에 좋다고 했다. 다만 마늘은 향이 강하기 때문에 처음에는 귀이개 하나 정도의 마늘 즙을 따뜻한 물에 타서 가글하도록 주의를 주었다. 그래도 빨리 낫고 싶었던 그녀는 많이 사용하면 곧 나을지도 모른다고 생각하고, 5~6쪽 마늘을 즙을 내어 물에 타서 가글을 했다. 결과는 여지없이 실패해서 너무 매워 목은 타버릴 만큼 얼얼하고 얼굴은 눈이 작아질 정도로 부었다.

며칠 후 그녀는 이 이야기를 그 사람에게 하자 그렇게 주의를 주었는데도 어리석은 짓을 했냐고 질책했다. 그 후로는 귀이개 하나 정도 양씩만 넣어 가글을 했다. 일주일을 계속하자 통증이 없어지고 목소리도 나오게 되었다. 건강하게 교환수 일에 복귀한 그녀는 지금도 목이 이상해지면 마늘 가글을 하고 있다.

02
마늘로 빈혈증상을 없게 하다
- 권춘자 씨(여성, 52세, 자영업, 가명) -

그녀는 53세로 자영업을 하고 있는데, 이전부터 저혈압에 빈혈이 심하고 구토가 잦으며 두통에 시달려왔다. 그러나 그녀는 남편과 둘이서 세탁소를 경영하고 있었기 때문에 가게일로, 집안일로 정말로 쉴틈 없이 힘든 나날을 보내고 있었다. 그런데 4년 전에 아들이 코피를 자주 흘려 그녀는 대책을 찾다가 마늘건강법에 대해 소개한 책을 만났다. 그 책에는 "자주 코피를 흘리던 아이들이 마늘을 먹고 나았다"는 체험담이 실려 있었기 때문에 즉시 우리 아이들에게도 마늘을 먹여 보기로 했다. 그때 그녀도 함께 마늘을 먹었다.

생마늘 껍질을 벗기고 랩을 싸서 전자레인지로 열을 가하면 부드럽게 되고 냄새도 약하게 된다. 그녀는 이것을 매일 밤 한 쪽씩 먹었다. 그녀의 아들은 먹기 시작한 후 곧 그 효과가 나타나 코피가 딱 멈추었다. 정말 놀라웠다. 아들은 코피가 멎은 후로는 마늘을 먹지 않았지만 그녀는 몸에 좋은 것 같아 그 뒤로도 계속해서 먹었다.

이럭저럭 하는 사이에 그녀는 빈혈에서 오는 짜증나는 증상들이 사라지고 있는 것을 알게 되었다. 이것은 확실히 마늘의 위력이었다. 왜냐하면 마늘을 먹지 않으면 또 구토와 두통이 엄습해오기 때문이다. 그 이후로 그녀는 매일 거르지 않고 마늘을 먹으면서 건강을 지키고 있다. 그녀는 마늘 덕택에 몸이 편해지고 겨울에 오는 손발 시린 증상도 없어졌으며, 가게에 오는 손님들로부터도 피부가 깨끗해진 것 같다는 등의 소리를 듣게 되었다.

만성설사를 고치는 마늘 진액
- 박명곤 씨(남성, 44세 회사원, 가명) -

회사에 다니는 그는 마늘이 혈액을 깨끗하게 한다든가 당뇨병에 효과가 좋다든가 하는 소리를 많이 듣고 있었기 때문에 이전부터 마늘에 대해 흥미가 있었다. 2년 전 그는 잡지 광고에서 마늘진액 정제를 보고 곧 구입해서 먹기 시작했다.

어쨌든 그때 그는 당뇨병 기미가 있었고 더욱이 전립선 비대로 소변 횟수가 하루에 15~16회로 매우 잦아 몹시 힘들었다. 게다가 항상 잔뇨감이 있고 하복부와 고환주위가 시원하지 않고 기분 나쁜 상태가 계속되고 있었다.

마늘진액 정제는 하루 한 번 열 개씩 먹게 되어 있는데 마늘이 그에게 상당히 잘 맞았는지 그 효과는 즉각 나타나, 일주일째부터 소변 횟수가 하루 7~8회 정도로 줄고 하복부 잔뇨감도 말끔히 사라졌다. 이것만으로도 상당하다고 생각했으나 상태가 좋았기 때문에 그는 계속 복용하자 그 외에도 기쁜 일이 생겼다. 그는 선천적으로 계속해서 설사같은 변을 보고 있었는데 그것도 나은 것이다. 물 같았던 변이 딱딱해지고 소변같이 잦았던 대변의 횟수도 줄어들었다.

또 이전과 달리 그는 매일 기분 좋게 화장실에 갈 수 있게 되었다. 그 후 안색도 좋아지고 몸도 좋아져 매일매일 건강하게 보내고 있다. 그는 마늘의 힘에 놀라움과 함께 감사의 마음을 가득히 느끼고 있다.

04
마늘로 튼 살을 고치다
- 박태일 씨(남성, 66세, 농업, 가명) -

55세로 회사생활을 그만두고 농사를 시작한 그는 그때부터 손으로 하는 일이 많은 겨울에는 살이 터서 아파 참을 수 없었다. 그래서 어떻게든 해보려고 그가 생각한 것이 마늘을 이용한 치료법이었다.

방법은 매우 간단한데 통마늘을 그대로 뜨거운 물에 넣고 그 속에 튼 손을 담그는 것이다. 이렇게 하자 그의 상처가 꽤 좋아졌다.

단지 그 자신이 마늘 냄새를 싫어할 뿐만 아니라 가족들도 냄새가 난다고 해서 정말 곤란했다. 물론 먹으면 몸에 좋은 것도 알고 있었지만 이것도 냄새 때문에 피하고 있었다.

그가 친구로부터 무취마늘이 있다는 말을 들은 3년 전이다. 서둘러 구해서 사용해보니 효과에는 큰 차이가 없는 듯 했으나 살이 튼 것에도 효과가 있었다.

냄새가 없었기 때문에 그는 가족들에게도 싫은 소리를 듣지 않았고, 그도 기분 좋게 쓸 수가 있었다. 그 후로 그는 무취 마늘 정을 먹기 시작했다. 하루에 한 번 3~4알씩. 1년 정도 계속해서 복용한 결과 농사일을 해도 피곤함을 느끼지 않게 되었다. 효과를 실감했기 때문에 그는 요즘은 생 무취 마늘과 분말마늘을 요리에 사용하는 일도 많아졌다.

마늘을 음식에 이용하고 나서부터는 그는 어쨌든 몸이 더 잘 움직이게 되었고 마치 체력이 40대로 돌아간 느낌이 들었다.

05
뇌출혈 후유증을 고친 마늘 분말
- 김태곤 씨(남성, 68세, 가명) -

현재 68세인 그는 3년 전에 뇌출혈로 쓰러져 약 2개월간 입원생활을 하였다. 그때의 후유증으로 왼쪽 다리가 마음대로 움직이지 않고 밤에는 심하게 아파 한밤 중에도 두 번 정도는 잠을 깨게 되어 푹 잘수가 없었다. 그가 마늘분발을 먹게 된 것은 가끔씩 보았던 건강잡지에서 마늘분말을 먹고 피로가 풀리고 몸이 좋아졌다는 기사를 읽는 것이 인연이다. 그렇게 좋은 것이라면 '나도 해봐야지'하고 생각했던 것이다. 그래도 그는 반신반의, 정말로 효과가 있을까 어떨까 하는 생각은 있었지만 어쨌든 먹어보기로 했다.

그가 구입한 것은 난황과 효소 등이 섞여 있는 마늘분말이었다. 이것을 매일 밤 자기 전에 한 숟가락씩 물과 함께먹었다. 4일이 지났을 때 놀랄 만한 효과가 그에게 나타났다. 지금까지 걷는 것조차 마음대로 되지 않던 왼쪽 다리를 움직일 수 있게 되었고 게다가 달릴 수도 있게 된 것이다. 한밤중에 일어나던 심한 통증도 없어지고 잠도 잘 잘 수 있게 되었다. 그것뿐만이 아니다. 나이 탓인지 주의력이 없어지고 교통 신호를 잘못보고 놓치는 일이 잦았는데 이것도 마늘분말을 먹기 시작하고부터는 깨끗이 없어져서 매우 안심하고 있다.

그는 지금 분말 외에도 생마늘도 먹고 있고, 마늘매실절임도 만들고 있다. 매실초에 3개월 담근 마늘은 냄새가 없어 먹기 쉽기 때문에 하루 한 개씩 꼭 먹는다. 마늘은 구하기 쉽고 돈도 들지 않고 건강유지에도 좋기 때문에 그는 앞으로 계속 먹기로 했다.

06
마늘로 비염을 고치다
- 박춘봉 씨(남성, 27세, 가명) -

그는 태어난 후로 줄곧 심한 비염에 시달리고 있었다. 일년 내내 코가 찡찡거리고 개운하지 않았다. 그는 어떻게 하면 나을까 계속 생각해왔지만 부모로부터 물려받은 고질병이 나을 리가 없다고 반은 포기하고 있었다.

그가 23세 때의 일이다. 그와 비슷하게 지독한 비염으로 애먹고 있던 그의 아버지가 "아는 이가 권해준 무취마늘을 먹고 비염이 나았으니 너도 해보는 게 어떠냐?" 하시는 것이었다.

그때 그는 마늘이 정말로 비염에 효과가 있을까 생각했지만, 기뻐하고 있는 그의 아버지를 보고 부러워서 먹어보기로 했다. 매일 밤 세 숟가락씩 무취마늘을 계속 먹었다. 그러자 2주일 후 아침에 일어나 재채기를 했더니 엄청난 양의 콧물이 나왔다. 휴지로 계속 코를 누르지 않으면 콧물이 넘쳐버릴 것 같았다.

이런 상태가 하루 종일 계속되었기 때문에 그는 비염이 낫기는커녕 오히려 악화된 것이 아닐까 생각하고 "이런 혹독한 일을 당하게 되다니 앞으로 무취마늘 따위는 절대로 먹지 않을 거야"라고 결심했다.

그러나 다음날 아침에 일어난 그는 코의 찡찡함이 딱 멈춘 것을 알았다. 일시적인 일일지도 모른다고 생각했지만 그 후 3개월 이상 비염증상은 나타나지 않았다. 너무나 큰 효과에 그는 감격했다. 지금은 그의 비염증상이 거의 나타나지 않지만 가끔 나타날 경우에도 무취마늘을 먹으면 곧 억제된다.

07
마늘로 위하수를 고치다
- 박춘자 씨(여성, 37세, 주부, 가명) -

주부인 그녀는 2년 전부터 갑자기 야위기 시작해서 걱정스러워 작년 2월경 병원에 갔더니 검사결과 위하수증 진단 받았다. 매우 쇠약해 있었기 때문에 2개월 정도 치료를 받았지만 조금도 호전되지 않았다. 친정어머니께 의논했더니 친정어머니는 그녀에게 마늘과 소금 뜸 요법이란 것이 있다 하시며 시험 삼아 해보기를 권했다. 매일 기상 때와 취침 전에 뜸을 뜨기를 10일 정도를 계속하자 매우 기분 좋은 트림이 나왔다. 뜸뜨는 방법은 아주 간단해서 처음 하는 그녀도 금방 할 수 있었다.

우선 신문지를 사방 10cm 되게 몇 장 잘라놓는다. 그 중 한 장에 소금을 엷게 펴고 그 위에 갈아서 즙을 낸 마늘을 3mm 정도의 두께로 놓는다. 그 위에 탁구공 크기로 둥글게 만든 쑥 덩어리를 놓고 불을 붙인다. 처음에는 기분 좋은 정도의 온도지만 차츰 약한 마늘 즙이 스며 나와 뜨겁게 되기 때문에 준비해둔 신문지를 아래로 계속 겹쳐 깔아서열기를 막는다. 뜸을 뜨고 있는 동안은 배 속에서 꾸르륵 꾸르륵 소리가 나는데 괴로운 기분도 없고 상쾌하였다. 그녀는 1개월 정도 계속한 후 그만두었는데 의사도 이렇게 빨리 좋아진 것을 불가사의하게 여기고 있다. 그 후로는 그녀는 살도 쪄서 체중이 7kg이나 늘고 건강체가 되었다. 직접 피부를 태우지 않는 뜸으로 상처가 남을 일도 없기때문에 이 방법이 좋다고 생각하였다.

08
혈압이 정상으로 되게 한 마늘
- 박춘봉 씨(남성, 72세, 무직, 가명) -

그는 어느 날 신문을 보다가 마늘분말에 관한 기사를 보게 되어 어떤 것일까 궁금하여 한 병 사서 먹어보기로 하였다. 그는 본래 고혈압환자이기 때문에 평소 건강에 대해 상당히 신경 쓰고 있었고, 마늘에는 이전부터 관심이 있던 터였다.

그는 매일 아침식사 후에 한 숟가락씩 2주일 정도를 계속 복용하자 피부가 매우 좋아졌다. 당시 66세인 그의 피부는 당연히 꺼칠꺼칠할 것인데도 불구하고 특히 목욕 후에는 매끈매끈해서 그 자신도 매우 놀랐다. 피부는 장의 거울이라고 하니 틀림없이 장상태가 좋아진 증거였다. 고민거리였던 고혈압도 좋아져 항상 높았던 최저혈압이 정상으로 돌아왔다. 최고혈압은 150에서 128로, 최저혈압은 88까지 내려온 것이다.

마늘 덕분에 그는 추운 계절에도 안심하고 보낼 수 있게 되었다. 마늘은 피로회복에도 효과적이어서 먹기 시작한 뒤로는 피로가 쌓이지 않게 되었다. 그 때문일지 몰라도 그는 감기도 걸리지 않고 위장도 좋아지고 식욕도 왕성해져 건강을 유지할 수 있게 되었다. 그는 지금도 계속해서 매일 아침에 한 술씩, 조금 피곤할 때에는 저녁에도 한 술씩 마늘분말을 계속 먹기 시작한 지 6년이 지난 지금 혈압은 계속 정상을 유지하고 있고 건강 그 자체다. 마늘은 그에게 최고의 파트너이다.

09
만병통치약이 된 마늘
- 김봉자 씨(여성, 39세, 가명) -

그녀는 어릴 때부터 위장이 매우 약하여 조금이라도 기름진 것을 먹으면 소화가 되지 않아 괴로워했다. 위하수와 과민성 대장염이 지병으로 위 근처가 항상 답답하고 돌이 누르고 있는 듯한 느낌이 들었다.

게다가 저혈압으로 혈액순환이 잘되지 않고 피로가 가시지 않아 안색도 나쁘고 매우 말라 있었다. 그녀의 건강상태를 모르는 사람들로부터는 자주 '날씬해서 좋겠네요.' 라는 말을 들었지만 그때마다 그녀는 '이렇게 몸이 좋지 않아 말라있는데 사람 속도 모르고' 라고 생각하곤 했다.

이런 상태였기 때문에 건강체가 되고 싶은 그녀의 마음은 10대부터 남보다 배는 강해서 거의 모든 건강식품을 시험삼아 먹어보다가 그만두고 또 다른 음식을 먹어보다가 그만두고를 반복했다.

그녀는 건강에 관한 책과 잡지도 죄다 읽은 덕분에 건강식품에 관해서는 모르는 것이 없을 정도였다.

그런데 어느 날 잡지에서 "마늘건강식품으로 불결한 상태가 해소되었다" 는 경험담을 읽게 되었다. 다수의 건강식품을 시험해본 그녀의 감일까, 이 기사를 본 순간 그녀는 '이게 나한테 딱 맞을지도 몰라' 하는 느낌이 오는 것이었다.

이 건강식품은 마늘과 난황, 거기에 살무사 분말을 효모균에 섞어 독자적인 제법으로 자연 발효시킨 것이었다. 그녀는 곧 이것을 사서 매일 한 번, 귀이개 같은 스푼으로 한 숟갈씩 계속 먹었다. 걱정하던 마늘 냄새는 입에 넣었을 때 느껴질 정도였고 30분 정도 지나면 사라졌다. 아주 조금 입에 넣었는데도 몸이 뜨거워지는 것이 인상적이었다.

먹기 시작해서 일주일 정도 지나자 어느 샌가 복부 팽만감과 메스꺼움이 없어지고 위가 가벼워진 느낌이 들었다. 그렇게 괴롭던 위의 고통으로부터 그녀는 해방된 것이다.

그녀가 지금껏 수십 종의 건강식품을 먹어왔지만 이렇게 빨리 멋진 효과가 나타난 것은 처음이라, 단번에 마늘의 팬이 되었다. 마늘건강식품은 위에만 효과가 있는 것이 아니었다. 그녀는 목 뒤에서 어깨에 걸치는 부위가 잘 결리고 으드득 으드득 딱딱하게 느껴지는 일이 자주 있었다. 아무리 두드려도 좀처럼 낫지 않았다.

그리고 혈액순환이 잘되지 않은 탓인지 구내염이 자주 생겼다. 염증이 생긴 곳에 음식이 닿으면 펄쩍 뛸 만큼 아프고 나을 때까지는 시간이 많이 걸리기 때문에 괴로웠는데 지금은 어깨 결림도 없어지고 구내염도 완전히 사라지게 되었다.

그 외에도 오랜 지병인 좌골신경통으로 허리주위에서 발끝까지 저리고 아픈 적이 많아 습포제를 붙이지 않을 수 없었는데 그 통증도 이제는 거의 없다. '질병백화점'으로 불릴 만큼 많았던 여러 가지 증상으로부터 그녀는 회복되었다.

소엽 마늘 술 따위는 처음에 그녀의 아버지도 믿지 않는 듯했으나 마시고 불과 2~3분도 지나지 않아 통증이 없어지기 때문에 매우 놀라워하셨다. 그때까지는 어떤 약을 먹어도 7분 정도 지나야 겨우 통증이 없어지는 상태였기 때문이다.

그 후 그녀의 아버지는 몸이 아프기 시작하면 곧 소엽마늘 술을 마시게 되었다. 그리고 심한 불면증에 시달리던 나도 소엽마늘 술을 마시기 시작한 후로 잠을 푹 잘 수 있게 되었다.

소엽 마늘 술은 나와 아버지의 건강에 없어서는 안 될 특효약이 되었고 앞으로도 계속 마실 것이다.

10
감기에도 모르게 만드는 마늘
- 박춘자 씨(여성, 60세, 주부, 가명) -

박춘자 씨가 식초마늘에 관한 것을 잡지에서 읽고 혼자 만들기 시작한 것은 3년 전의 일이다. 그때부터 계속 먹고 있는데 덕분에 몸 상태가 매우 좋아졌고 주위 또래 친구들보다 훨씬 젊고 건강하다고 생각했다. 또 그녀는 감기도 전혀 걸리지 않게 되었을 뿐만 아니라 이전보다 피로하지 않게 되었다.

식초마늘은 마늘이 많이 나와 값이 쌀 때까지 초를 넣어 담그는데 대체로 3개월 정도 지나면 먹는다. 잘 담근 식초 마늘은 냄새가 약해지기 때문에 전혀 냄새에 주의하지 않으므로 그녀는 냄새 때문에 걱정하는 분들에게 권한다. 그녀는 "먹는 방법은 그대로 먹어도 되고 작게 자르거나 갈아 마셔도 좋다. 여러 가지로 궁리해서 요리에 사용하는것도 좋다." 고 덧붙였다.

그녀의 남편도 술안주로도 맛있다며 그대로 먹고 있다. 단 주의할 것은 먹는 양인데 그녀의 남편의 경우 처음엔 너무 많이 먹어서 배가 아팠던 적이 있다. 지금은 적당한 양을 알고 있기 때문에 그 이상은 먹지 않도록 조심하고 있다고 한다. 부부가 나란히 건강하게 장수하고 싶기 때문에 건강유지를 위해 앞으로도 식초마늘을 애용할 생각이라고 한다.

11
식초마늘로 무좀을 고치다
- 김민영 씨(남성, 37세, 회사원, 가명) -

김민영 씨는 10년이 넘도록 무좀에 시달려왔다. 질척질척한 습한 것이 나리고 까칠까칠한 건조한 것으로 특히 발가락과 발가락 사이가 심하고, 수포가 생겼다 터지기도 하고 갈라지기도 해 아팠다. 이것은 하루 종일 밖에서 영업을 하고 있는 그에게는 꽤 괴로운 것이었다.

그는 약국에 가서 좋다는 무좀약을 차례차례 사와서 시험해봤지만 처음 사용하면 얼마동안 효과가 있을 뿐 또 전과 같은 상태로 돌아오고 어떻게 해도 좀처럼 좋아지지 않았다. 가끔 어느 해에는 그다지 아프지 않아 그가 안심하고 있으면 다음 해에는 또 원래처럼 아파서 개선의 조짐이 보이지 않았다.

6개월 전에 그의 어머니가 아는 사람으로부터 식초마늘을 받아와서 무좀에 잘 듣는 것 같으니 사용해보라고 권했다. 사용하는 방법은 식초마늘 2~3쪽을 강판에 내린 후 거즈를 싸서 발가락 위에서부터 아래까지 푹 덮어씌운다. 10분 정도 그대로 둔 거즈를 벗기고 물로 행군다. 이 도포요법을 일주일 정도 계속 했더니 갈라지는 상태가 다소 좋아졌다. 그러나 그가 방심하지 않고 그대로 계속했더니 1개월 후에는 환부가 눈에 띄게 깨끗해졌다. 그렇게 심했던 무좀이 말끔히 해소된 것이다. 그는 식초 마늘의 대단함에 감사함과 더불어 최근에는 그의 상사와 동료들에게 식초마늘을 선전하고 있다.

12
마늘로 간장, 십이지장궤양을 고치다
- 박용성 씨(남성, 68세, 경영인, 가명) -

그가 지금의 아내와 결혼한 것은 56세로 그에게는 재혼이었다. 젊었을 때는 보통 이상의 체력이던 그도 나이에는 이기지 못하고 정력이 약해졌다.

마늘 술을 알게된 것은 그때였다. 그는 마늘 술을 마셔보니 몸이 뜨거워지면서 안에서부터 에너지가 솟아 나오는 느낌이 들고, 체력이 강해지면서 3일째에는 효과를 확실히 알게 되었다.

그는 정력이 강해진 탓인지 밝고 즐거운 꿈을 꾸게 되고 꿈속에 미인이 나타나는 등 청춘으로 돌아간 듯한 기분을 아침이고 밤이고 맛볼 수 있게 되었다.

이것뿐만이 아니라 그가 종합검진을 받았을 때에 지적되었던 간장이 매일 낮술을 먹고 있었음에도 어느 샌가 정상이 되어 있었다. 그는 한 사발씩 마시던 술을 셋 홉으로 줄이기는 했지만 그래도 술에 취한다든지 술 때문에 고생하는 일은 없어졌다.

간장 이외에도 그는 20대 후반부터 십이지장궤양을 앓고 있었다. 십이지장궤양은 속이 비었을 때 아픈 것인데 그 통증이 가라앉았기 때문에 확실히 하기 위해 위내시경 검사를 해보았다. 그런데 위 속에 검은 반점이 있어서 의사도 이상하게 여겼으나 검사를 해보니 마늘 술이었다. 위 속 궤양부분

에 마늘 술이 딱 달라붙어서 막을 형성하고 있다가 상처가
나으면 자연히 떨어진다는 것이다.

그런데 그는 마늘 술이 위 속뿐만 아니라 밖의 상처에도 똑
같이 잘 듣는다는 것을 알게 되었다.

그는 부품공장을 하고 있는데 6개월 전에 실수로 200℃나
되는 철봉을 잡아버렸다. '앗 뜨거워'라고 생각하고 손을 놓
았을 때는 너무 늦어서 피부가 벗겨지는 큰 화상을 입었다.
그는 당장 물에 담그고 마늘 술을 뒤집어 씌우듯 바른 뒤 그
위에 거즈를 감아놓았다.

다음날 그가 거즈를 교환하려고 벗겼더니 좋아진 부분은 뚝뚝
떨어지고 심한 곳은 마늘 술로 인해서 검게 된 거즈가 떨어
지지 않았다. 떨어지지 않는 부분은 무리하게 떼지 않고 그
위에 한 번 더 마늘 술을 발라놓았더니 4~5일째에는 물집과
흉터가 생기지 않고 깨끗하게 나았다.

그는 마늘 술을 아침식사 전에 티스푼으로 반 정도, 저녁식
사 전에는 좀더 많이 마시고 있다. 낮에는 회사에서도 마시
고 출장 때에도 가지고 다닌다.

피곤하다고 생각될 때, 감기 기운이 있을 때, 한 숟가락 가득
히 마시면 곧 낫는다.

13
마늘로 남편의 당뇨병을 고치다
- 송춘자 씨(여성 42세, 가명) -

그녀의 남편은 46세지만 2년 전부터 운전 중 자주 "앞이 잘 보이지 않으니 운전을 좀 바꿔서 해주지 않을래?" 라고 말했기 때문에 그녀는 남편에게 "노안일지도 모르니 안경을 맞추는 편이 좋겠다." 고 말해 주었다. 그러던 그가 그러던 차에 건강진단에서 소변에 당이 나온 다는 말을 듣고 공복 시 혈당을 측정해본 결과 360이나 되었다. 그녀의 남편은 자주 '목이 마르다' 고 하면서 음료수를 마셨고, 수족이 저리다고 하면서 주물러달라고 말하곤 했다. 또 몸을 움직이는 것을 귀찮아하고 밥을 먹으면 곧 누워버렸다. 이런 것들이 모두 당뇨병의 증상이었던 것 같다고 생각했다.

그녀의 부부는 밤에는 술집을, 낮에는 식당을 경영하기 때문에 술을 마시는 일도 많아 불규칙한 식생활을 할 수 밖에 없었다. 게다가 낮에도 가게를 열고 있는 생활이 18년이나 계속되고 있기 때문에 몸에 무리가 온 것이라고 생각했다. "이대로 방치하면 실명의 위험이 있으니 곧 입원하라" 고 의사가 말했지만 그녀의 남편은 여러 가지 핑계를대면서 입원하려 하지 않았기 때문에 식이요법과 약으로 치료하기로 했다. 그러나 그녀의 남편은 "약은 절대 안 먹어" 라는 식이었기 때문에 곤란했다.

그때 그녀는 친구에게서 배운 마늘 술을 먹이기로 하였다.

술에 마늘을 담근 후 그 술을 마시는 것이다. 1kg의 마늘을 겉껍질을 벗겨서 과일주용 병에 넣고 얼음사탕 1kg과 식초를 잠길 만큼 넣어서 1개월을 두면 마실 수 있게 된다.

그녀는 남편에게 이것을 하루 세 번, 식후에 작은 잔에 한 잔씩 거르지 않고 먹게 했다. 그리고 칼로리를 조절한 식이요법도 물론 지키고 술과 주스도 절제하도록 했기 때문에 3개월 정도에도 그의 남편은 효과가 확실하게 나타났다.

우선 170cm, 85kg이던 그녀의 남편 체중이 68kg까지 떨어졌고 지금은 71kg 전후의 체중을 유지하고 있다. 허리도 100cm 가까이 되던 것이 82cm까지 줄었다. 몸이 가벼워졌기 때문인지 그때까지는 그렇게 뒹굴뒹굴하던 그녀의 남편이 적극적으로 강아지 산책 등을 하러 가고 몸을 움직이게 되었다. 식이요법, 운동요법 그리고 마늘 술이 함께 작용해 그녀의 남편은 순식간에 당뇨병으로부터 해방된 것이다.

마늘 술은 그녀의 남편 건강개선에 많은 도움이 되었지만 그녀의 남편의 노력도 눈물겨웠다. 육류와 짠 음식을 매우 좋아했으나 피하고 채식위주의 식사를 하였고, 싱거운 것에 익숙해지려고 가족들보다 싱겁게 먹으려 하였다. 살도 빠지고 몸도 좋아진 후로는 물도 많이 마시지 않게 되었으며 수족의 저림과 눈이 침침한 증상도 좋아지고 혈당치도 110mg/dℓ 까지 떨어졌다. 그들 부부는 여전히 밤낮으로 일하는 힘든 생활이지만 피로 회복에는 마늘 술이 도움도 되고 있는 것 같다. 그녀의 남편은 마늘 술에 넣은 마늘은 다른 요리에 활용하여 가족 모두의 건강 공급원으로 맛있게 먹고 있다.

14
마늘분말로 −GTP가 정상치로 떨어지다
− 김용환 씨(남성, 50세, 회사원, 가명) −

그가 회사의 건강검진에서 혈액검사 결과에 이상이 있다는 것을 알게 된 것은 1995년 봄이었다. 간에 장애가 생겼을 때 증가하는 혈중 −GTP 수치가 180으로까지 상승하여, 월 1회 의료기관에 통원하도록 지시를 받은 것이다.

그는 생각도 못한 일인 만큼 놀라고 당황해서 단골 약국에 가서 상담했지만 이것을 고치는 약은 없다고 했다.

그가 어떻게 하면 좋아질까 하고 걱정하고 있을 때 간장에 좋은 마늘분말이 있다는 것을 신문광고를 통해 알게 되었다. 그는 효과가 없다면 속은 셈 치기로 하고 곧 주문해서 하루에 내 봉을 먹기로 했다. 이렇게 해서 마늘분말을 계속 먹으면서 매월 회사의 보건진료소에 들러 검사를 받은 결과 점점 수치가 떨어졌다.

1개월째엔 160으로 되고 그 후로도 한 달에 10~30씩, 150 → 120 → 110으로 떨어져 5개월 뒤에는 100이하로 내려갔다. 의사로부터 정상치에 가까우니 이제 통원하지 않아도 좋다는 말을 들었을 때는 믿어지지 않았다. 그 후로도 마늘분말을 애용하고 있고 −GTP 수치는 안정되어 있다.

또 화분증으로 매년 봄이 되면 눈이 가렵고 재채기, 콧물이 심해지기 때문에 초봄은 1년 중 가장 싫어하는 계절이었다. 그러나 그가 마늘분말을 먹기 시작한 작년에는 2월이 되어도 화분증 증상이 나타나지 않았다. 그는 마늘이 알레르기성 질환에도 좋다고 들었기 때문에 '어쩌면 나을지도 모른다.'고 약간은 기대하고 있었지만 실제로 좋아지리라고는 생각지 않았다. 그리고 아직 2월이기 때문에 방심할 수 없다는 생각이었다. 꽃가루가 아직 날지 않고 있을지도 모른다고 생각하면서 상태를 보고 있었지만 3월이 되어도, 4월이 되어도 전혀 증상이 나타나지 않았다.

그는 화분증을 완전히 고칠 수 있는 약은 없다고 듣고 있었던 만큼 춤을 추고 싶을 정도로 기뻤고 이것은 그에게 일석이조의 행운이었다. 그 이후로 그에게 화분증 증상이 나타나지 않은 것은 말할 것도 없고 그 외에도 그의 위장도 좋아졌으며 술을 마셔도 취하지 않게 된 것 등이 최근의 변화이다. 이것도 마늘효과가 아닐까 그는 생각한다. 병약했던 엄마도 그의 영향으로 마늘 드링크를 마시기 시작한 후로 감기도 걸리지 않고 몸이 매우 좋아진 것 같다. 마늘을 만나고 나서부터 그에게 정말로 좋은 일만 생긴다.

15
마늘 흑설탕절임으로 스태미나를 회복
- 송영자 씨(여성, 45세, 주부, 가명) -

송영자 씨의 남편은 마늘 없이는 못살 만큼 마늘을 매우 좋아한다. 특히 마늘흑설탕절임을 좋아하여 반찬으로나 차와 함께 또는 술안주로 애용한다. 말리지 않으면 얼마든지 먹어버릴 기세다.

그녀의 아이들이 "냄새나! 냄새나" 하고 도망 가버려도 상관하지 않고 그녀의 남편은 "나는 좋은 걸 "하고 "몸이 원하고 있고 먹을 수 있는 것이니까 먹고 싶은 만큼 먹게 해 줘. 너무 많이 먹으면 몸이 받아들이질 않아" 하면서 끝장을 본다.

독자들은 흑설탕절임이라고 하면 매우 달 것이라고 생각할지도 모르지만 적당한 단맛에 마늘이 물들게 되어 매우 먹기 쉽다.

그녀의 집에서는 남편을 위해 매년 여러 병을 담그는데 그 방법은 그녀가 시집와서 시어머니로부터 배웠다. 마늘은 어리고 작은 것을 사용해야 하므로 그녀의 남편은 유명한 산지에서 질 좋은 마늘을 찾아서 사온다. 그녀가 말하는 마늘 설탕조림법은 다음과 같다.

어린 마늘을 사용하기 때문에 껍질은 벗기지 않고 소금 절임도, 본 절임도 통째로 한다.

우선 적당량의 소금으로 마늘을 절여서 3~4일 두었다가 숨이 죽어 부드럽게 되면 씻어서 소금기를 빼고 물기를 잘 닦아 병에 넣는다. 다음에 흑설탕에 물을 넣고 끓여서 걸쭉하게 되면 식혀 마늘이 담길 정도로 병에 붓는다. 마지막으로 마늘 1kg에 대해서 식초 한 컵을 넣는 것이 그녀의 비법이다. 마늘이 엿 색깔이 되면 완성된 것으로 뚜껑을 꼭 덮어서 냉장고에 보관하며 겉껍질을 제외하고 나머지는 전부 먹는다. 그녀의 남편은 마늘절임이 익을 때까지 기다리지 못하고 2개월 정도 지나면 먹기 시작하지만 익으면 익을수록 부드럽게 되어 맛이 좋아진다. 담근 국물은 그대로 두고 다음에 마늘 담글 때 다시 이용한다.

이 마늘 흑설탕 절임은 올해 52세가 되는 그녀의 남편의 최고의 건강식으로 남편은 약 따위는 먹어본 적이 없을 정도로 건강하게 정력적으로 일하고 있다. 그녀의 남편의 스태미나의 근원은 마늘흑설탕절임에 있다고 말할 정도이고 그녀 역시 남편과 함께 오래 계속 먹을 것이다.

16
마늘숙성액으로 탈모와 비듬을 고치다
- 김민곤 씨(남성, 45세, 회사원, 가명) -

김민곤 씨는 50을 넘으면서부터 겨울이 되면 목과 등 쪽의 피부가 꺼칠꺼칠하고 건조해져 가려움으로 고민하고 있었다. 그가 긁을 수 없는 부분은 그의 아내에게 긁어달라고 한 적도 있었다. 친구에게 의논했더니 "늙어서 그런 거 아냐?" 라고 했기 때문에 그는 의사에게도 가지 않고 있었다.

그가 마늘 숙성 액을 처음 먹은 것은 1년 전쯤. 그의 아내가 아는 사람에게 듣고 "몸에 좋은 것 같아요" 라면서 사왔던 것이다. 그는 과연 그럴까 생각하며 그냥 먹었는데 이상하게도 가려움이 없어졌다.

또 머리를 감을 때마다 머리카락이 눈에 띌 만큼 빠지고 이틀만 머리를 감지 않아도 비듬이 생겨서 걱정하고 있었는데, 그렇게 꺼칠꺼칠하고 건조했던 그의 피부가 나았기 때문에 두피에도 효과가 있을지 모른다고 생각하고 그는 린스 대신 사용하게 되었다.

마늘 숙성 액은 먹는 것뿐만 아니라 외용에도 좋다고 들었기 때문에 빈 샴푸 용기에 물을 넣고 마늘 숙성 약 2숟가락을 넣어 녹여 머리에 바른 뒤 헹구었다. 나중에는 물로 헹구지 않고 수건으로 닦기만 했는데 정말로 예상했던 대로 딱 맞아떨어졌다. 그는 일주일째 비듬이 나오지 않게 되고 탈모도 적게 되었으며 머리카락에 마늘냄새도 남지않았다. 덕분에 탈모가 감소되고 머리 가려움도 없어졌다. 게다가 머리카락도 윤기가 생긴 것 같다. 그는 마늘 숙성 액을 먹으면서 린스로도 사용해서 효과가 한층 빨랐던 것은 아닐까 생각한다.

그가 마늘 숙성 액을 저녁식사에 사용할 때는 주간 숟가락한 술을 작은 술 잔에 녹여서 샐러드, 회, 고기, 튀김 만두 등의 반찬과 함께 먹고 있다. 특히 생선회와 만두를 술안주로할 때는 끈기가 나서 최고라고 생각했다.

그는 간장은 농도가 진하기 때문에 마늘 숙성 액이 녹는데시간이 걸리지만 염분도 적어지고 좋다고 생각했다. 아침에는 작은 숟가락 한 술을 된장국에 넣어서 잘 녹여서 먹는다.그냥 먹기 시작한 마늘숙성 액이 지금에 와서는 그의 집 식탁에 없어서는 안 될 조미료가 되었다. 아침에 먹어도 매일먹어도, 마늘냄새가 나지 않는 것도 좋은 점이다.

그는 골프를 매우 좋아하지만 50세가 되고 나서는 경기를 1라운드로 정해놓고 있었다. 그러나 최근에는 1.5라운드를 해도 다음날 피로가 남는 일이 없다. 무엇보다 공이 날아가는거리가 늘어났다. 마늘 숙성 액 덕분에 그의 몸이 회춘된 것처럼 느꼈다. 이렇게 즐거운 일은 없다. 그는 앞으로도 계속마늘 숙성 액을 먹고 열심히 살아가야겠다.고 생각한다

그의 아내도 완전히 마늘숙성 액의 포로가 된 것 같고, "마늘의 힘, 대단해요" 라고 주변 친구들에게 홍보하고 있다.

17
마늘흑설탕절임으로 감기를 예방하다
- 김복자 씨(여성, 60세, 주부, 가명) -

그녀는 마늘흑설탕절임을 작은 병에 옮겨서 언제나 식탁에 두고 과자를 먹는 것처럼 먹고 있다. 마늘흑설탕임은 조금씩 먹으면 건강에 좋기 때문에 여름, 겨울 할 것 없이 먹지만 특히 겨울에는 감기예방을 위해서 매일 빠뜨리지 않고 먹는다. 마늘흑설탕절임을 먹는 그녀는 감기에 걸린 적도 없고 아픈 곳도 없이 건강 그 자체이다. 그녀의 아이들도 마늘흑설탕절임을 좋아하지만 냄새가 걱정된다면서 저녁이나 휴일 전날에 밥과 함께 먹고 있다. 만드는 방법은 나름대로 궁리해서 여러 가지 방법으로 새로운 것을 만들고 있다.

그 중에서 그녀의 가족으로부터 가장 호평을 받은 것은 통째로 절인 게 아니라 하나씩 뜯어서 소금, 흑설탕, 가다랭이포로 절인 것으로 조금 매운 맛이 남아 있는 것이 맛의 비결이다. 6개월에서 1년 정도 두면 먹을 수 있게 된다.

보통 흑설탕절임은 통마늘에 소금을 뿌려서 1개월 정도 둔다. 이것을 깨끗하게 씻어 물기를 없애고 흑설탕을 녹인 시럽에 담근다. 흑설탕은 아침에 녹여서 저녁까지 충분히 식힌 후 담그는 것이 중요한데 6개월 정도 후면 먹을 수 있게 된다.

마늘흑설탕절임은 마늘뿐 아니라 담근 국물을 매실주처럼 건강주로 맛있게 마실 수도 있다. 예전에 아는 사람에게 마늘흑설탕절임을 보내주었더니 담근 국물을 먹고 나서 오랫동안 계속되던 기침이 멎었다고 매우 기뻐했다.

18
식초 마늘로 심근경색도 고치다
- 박순자 씨(여성, 70세, 주부, 가명) -

3년 전. 책상에 앉아 편지를 쓰던 박순자 씨는 갑자기 가슴이 아파서 몸을 아래로 향하고 있을 수가 없었다. 위를 향하고 누워서 쉬면 괜찮았지만 책상에 앉아있으면 또 증상이 나타났다. 그렇게 2~3회 계속되었기 때문에 그녀는 아무래도 이상하다고 생각하고 근처에 살고 있는 그녀의 언니에게 전화해서 병원에 같이 가게 되었다. 진단결과 협심증이라는 말을 듣고 그녀는 바로 입원하였다.

입원해서 5일째 정도, 저녁 무렵 갑자기 가슴 통증이 왔다. 마침 그때 간호사가 회진하러 왔기 때문에 그녀가 증상을 호소하니, 맥박을 체크해보고 이상하다면서 의사를 불러주었다. 그녀는 심근경색이 발생한 후 20일 정도 안정을 취하고 링거주사를 맞으면서 침대에 누워있게 되었다.

그로부터 3개월 후 입원 치료한 보람이 있어 그녀는 운좋게 퇴원할 수 있었다. 퇴원은 했지만 그녀는 매일 약을 여덟 가지나 먹지 않으면 안 되었다. 입원 중의 검사에서 혈전이 발견되어 그에 대한 치료약도 먹었다. 혈전치료약을 먹고 나면 기분이 매우 나빠졌는데 그래도 그녀는 참고 먹었다.

하지만 먹고 나면 녹초가 되어 어떻게 할 수가 없어서 그녀가 의사에게 말하자 그것을 개선시키기 위해서 또 다른 약을 추가했다. 점점 약만 늘어갈 뿐이라 불안한 마음에 병원을 바꾸어보기도 했다.

그녀의 사정을 걱정한 그녀의 딸이 "마늘에 혈전을 녹이는 효과가 있다고 잡지에 나와 있던데 시험 삼아 드셔보세요"라고 말해주었다. 처음엔 갈아 내린 마늘로 환약을 만들어보았지만 너무 먹기 힘들어서 다음번에는 식초에 담가서 만들어보았다. 간장절임은 염분이 많아서 좋지 않으니 식초절임을 해보는 것이 어떻겠냐고 그녀의 딸이 충고해주었기 때문이다.

식초절임은 아주 맛있고 냄새 걱정도 할 필요가 없어 곧 마음에 들었다. 매일 거르지 않고 식초마늘을 하루에 한번씩 먹고 있는데 '화' 하고 숨을 내쉬어보아도 그녀 자신도 냄새를 느낄 수 없을 정도고 그녀가 다른 사람들로부터도 마늘냄새가 난다는 말을 들어본 적이 없다.

식초마늘은 마늘을 한 쪽씩 떼어서 껍질을 벗기고 큰 것은 두세 토막으로 자른다. 씻어서 물기를 없앤 후 한두 군데가 눌 정도로 팬에 살짝 볶는다. 그것을 병에 넣고 흑초를 넣어서 담근다. 이렇게 하면 좋은 맛이 나고 맵지도 않고 냄새걱정도 없다.

흑초를 사용한 것은 보통식초보다 몸에 좋다고 생각해서지만, 흑 초에 담그면 맛이 좋아서 설탕이나 소금 등을 넣지 않아도 맛있는 식초마늘이 완성된다. 1개월 정도 지나면 먹을 수 있지만 마늘이 많이 날 때 1년 먹을 것을 한꺼번에 사서 만들기 때문에 전에 먹던 것이 없어지면 새 것을 먹는다. 마늘을 담갔던 식초도 음식이나 드레싱에 이용하고 있는데 조금도 냄새가 나지 않는다.

그녀는 작년에 검사를 받았는데 혈전은 특별한 것이 없으니 괜찮다고 하였다. 심근경색의 후유증도 거의 없다고 하니 그녀는 정말 중병을 앓았는데도 잘 회복되었다고 생각했다. 병원에서 받은 약은 그다지 열심히 먹지 않았기 때문에 혈전이 없어진 것은 2년간 매일 계속해서 먹은 식초마늘 덕분이라고 그녀는 생각한다. 혈전은 없어졌지만 혈전이 생기기 쉬운 원인은 없어지지 않았다고 생각하기 때문에 그녀는 식초마늘을 앞으로도 계속 먹을 생각이다.

19
식초마늘로 체력이 회복되었다
- 송춘자 씨(여성, 65세, 주부, 가명) -

송춘자 씨는 신문과 잡지에 나오는 건강관련 기사는 스크랩을 해두고 가볍게 할 수 있는 것은 무엇이든 실천해본다. 마늘을 사용한 건강법도 여러 가지 실험을 해보았다.

우선 만들어 본 것이 소주절임. 이것은 냄새가 나고 그대로 먹거나 마실 수가 없어서 그녀는 다른 채소와 함께 주스로 만들어 마셨다. 탈모에 좋다고 하는 검은깨와 벌꿀을 마늘과 함께 믹서로 갈았다. 이것을 머리카락이 빠지기 시작한 사위에게 발라보자, 그는 2개월 뒤 몰라보게 머리숱이 많아졌다.

마늘 간장절임도 만들어보았지만 이것을 짤 뿐 아무래도 입에 맞지 않았다. 그런 그녀의 마음에 든 것은 라면 가게에서 팔고 있던 식초절임마늘이었다. 그것과 비슷한 것을 만들려고 즉시 스크랩을 꺼내 식초마늘 만드는 법을 참고로 그녀 나름대로 만들어보았다.

마늘을 닷새 정도 식초에 절인 후 간장, 벌꿀, 설탕을 끓인 것에 바꿔 절이는 것이다. 아주 맛있어서 식탁에 올리면 그녀의 가족 모두가 잘 먹었다. 그 때문일까 이번 겨울에는 그녀의 아이 이외에 식구 중에서 아무도 감기에 걸리지 않았다. 그녀는 독감에 걸렸지만 열이 38℃나 된 것에 비하면 상태는 그다지 나쁘지 않았다. 열도 의외로 빨리 떨어지고 곧 건강하게 되었다. 식초마늘 덕분에 회복력과 저항력이 좋아진 것이라 그녀는 생각한다. 게다가 그녀는 최근에는 주위 사람들로부터 "안색이 좋군요." 라는 말을 자주 듣는다.

20
식초마늘로 요통을 고치다
- 김말자 씨(여성, 73세, 주부, 가명) -

어릴 때부터 몸이 약했기 때문에 건강에 유달리 관심이 많던 그녀는 남편이 퇴직한 후 자신이 먹을 것은 자신이 재배하고 싶다고 생각해서 시골로 이사했다. 지금도 채소는 그녀가 직접 재배하는데 그 때문인지 내장에는 전혀 이상이 없고 다리, 허리도 괜찮았다. 하루 종일 걸어도 별 탈이 없었기 때문에 남들로부터 '건강하다'는 소리를 들었다.

그러나 그녀는 여관 주방 일을 하는데 무거운 것을 드는 일이 많이 작년 말에 허리를 다쳤다. 어떻게 해도 통증이 없어지지 않아 일을 그만두고 집에서 쉬었지만 머리를 숙이면 허리까지 당겨서 얼굴도 제대로 씻지 못했다. 칼질을 할 때도 아팠기 때문에 요리도 제대로 못하고 밭일도 물론 무리였다.

의사는 골다공증이라고 진단하고 골다공증이 근육에도 영향이 있다고 그녀에게 말했다. 시골이기 때문에 통원도 무척 힘들어 일주일간 입원했으나 주사를 맞고 나면 잠시 통증이 사라졌다가 곧 다시 아프게 되는 것이었다. 그래서 퇴원 후에는 통원치료도 할 수가 없었다. 그럴 즈음인 작년 여름, 때마침 아는 사람이 그녀에게 식초마늘을 보내주었다. 그래서 그녀는 매일 계속 먹었더니 요통이 사라지기 시작하여 올 설에는 자유로이 생활할 수 있게 되었다. 받은 것을 다 먹고 난 뒤에는 그녀가 직접 만들었는데 처음엔 보통 식초에 담그고 10일 정도 후에 사과식초에 바꿔 담그고 벌꿀을 조금 넣었다. 몸이 건강하게 되고 피로도 덜 느끼게 된 것도 그녀는 식초마늘 덕분이라고 생각한다.

21
식초마늘로 콜레스테롤 수치를 낮추다
- 박말자 씨 (여성, 54세, 파트타이머, 가명) -

그녀가 식초마늘을 먹기 시작한 지 8개월이 되는데 컨디션이 좋아 매일 상쾌한 기분이다. 이전에는 자주 느꼈던 두통 등이 전혀 없어졌을 뿐 아니라 왼쪽 발목과 무릎의 통증도 전보다 훨씬 좋아져 지금은 거의 잊고 지낼 정도다. 하지만 무엇보다 그녀가 감격한 것은 콜레스테롤 수치가 떨어진 것이다. 그녀는 3년 전부터 콜레스테롤 수치가 높아서 열량섭취를 줄이라는 말을 들었다.

그러나 그녀는 슈퍼마켓에서 일을 하고 있기 때문에 배가 고파서 좀처럼 식사량을 줄일 수가 없었다. 간식은 먹지 않도록 했으나 그것만으로는 당장 개선되지 않았다.

재작년에 그녀가 건강진단을 받았을 때에도 콜레스테롤 수치는 251이었다. 그러던 것이 작년 11월의 검사에서는 205로 내려갔다. 세 끼는 꼭 전처럼 먹었기 때문에 이것은 식초마늘 덕분임이 틀림없다고 그녀는 생각했다. 콜레스테롤 수치는 190 정도가 되면 정상이라고 하기 때문에 의사는 그녀에게 "이제 조금만 더 노력하세요." 하며 격려해주었다. 그때 식초마늘 이야기를 꺼냈더니 의사는 그녀에게 "그것 참 잘된 일이군요" 라고 말했다.

그녀가 말하는 만드는 방법은 마늘을 한 쪽씩 떼어 껍질을 깨끗이 벗겨 처음엔 싼 식초에 담그고, 10일 정도 지난 후 식초를 버리고 현미식초에 다시 담그는 것이다. 그녀는 이렇게 만든 것을 매일 먹는데 식초마늘은 정말 맛있기 때문에 즐겁게 먹고 있다.

22
마늘 흑설탕절임으로 3대째 건강 유지
- 김수희 씨(여성, 66세, 농업, 가명) -

그녀와 그녀의 남편은 물론 아들 내외와 5세, 3세 되는 손자들도 마늘흑설탕절임을 매우 좋아한다. 특히 오래되어서 새까맣게 된 것은 맛있기 때문에 뚜껑을 열면 곧 손자들이 달려들어 1개 정도는 먹는다.

그녀는 절인 음식 만드는 것을 매우 좋아해, 마늘흑설탕절임도 오랫동안 담가보기도 하고 맛도 조금씩 바꿔가면서 여러 가지 실험을 해보고 있다. 새까맣게 절인 것은 그녀가 20년 전에 담근 것인데 아주 맛있다. 20년 정도는 잘익은 마늘을 사용하지만 보통을 익을 때까지 밭에 두지 않고 풋마늘을 수확해서 만든다.

그녀가 말하는 흑설탕절임 만드는 방법은 이렇다. 우선 마늘에 소금을 뿌려 4일 정도 둔다. 다음에 마늘을 꺼내어 물기를 잘 닦고 같은 양의 흑설탕을 넣어 절여둔다. 때때로 상태를 보고 마늘에서 나온 수분으로 담근 물의 색이 연하게 되면 그 양만큼 흑설탕을 더한다.

보관식품에서는 곰팡이가 생기지 않도록 하는 것이 중요하지만 흰 곰팡이가 생겼을 때도 흑설탕을 추가해둔다. 1년 정도 두면 먹을 수 있게 되지만 5년 정도 두면 맛이 완전히 순해져서 5년 이상 둔 것은 먹어도 다음날 냄새가 나지 않는다.

그녀는 건강을 유지하기 위해 아침 · 점심 · 저녁, 하루 세 번

60회씩 줄넘기를 하고, 손자들을 배웅하고 마중하면서 한 시간 정도를 걷고 있는데, 가족 전원이 감기에 걸리는 일도 없고 건강하게 매일을 보내고 있다. 이것도 마늘흑설탕절임을 먹고 있는 덕분이라 생각한다.

23
마늘숙성액으로 거칠었던 손이 나아지다
- 송복자 씨(여성, 44세, 간호사, 가명) -

그녀는 몇 년 전부터 외부의 급격한 온도변화에 따라 재채기가 심해지는 비염에 계속 시달리고 있었다. 특히 겨울에 심해서 내내 재채기를 하고 있었더니, 그녀의 동료가 "비염엔 마늘 발효시킨 것이 잘 들어"라며 권한 것이 마늘 숙성 액이다. 매일 작은 숟가락 한 술 정도의 마늘 숙성 액을 오블라트에 싸서 먹었다.

이 마늘 숙성 액은 매우 연하고 냄새도 적었지만, 출근 전에 먹기 때문에 그래도 냄새가 염려스러워 꼭 오블라트가 필요하다.

2주 정도 계속해서 먹고 있는 중에 비염보다도 먼저 또 하나의 고민거리였던 심하게 거칠었던 손이 깜짝 놀랄 만큼 좋아졌다.

그녀의 직업은 간호사로 외과 입원병동에서 목욕할 수 없는 환자들의 몸을 깨끗하게 해주는 일을 하고 있었다. 비누와 따뜻한 물을 이용해 침대에 누워 지내는 환자들의 몸을 깨끗하게 닦아주는 것인데, 많은 환자들을 돌보고 나면 손이 붓고 꺼칠꺼칠해져 핸드크림을 놓을 수 없는 나날의 연속이었다. 때때로 크림이 떨어지면 딱딱하게 건조한손끝피부가 갈라져 피가 나기도 했다. 그 아픔은 말로 표현할 수 없을 정도다. 그것이 그녀가 마늘 숙성 액을 먹고부터 낫기 시작했다.

3개월이 지나자 남들 앞에 내밀 수 조차 없이 거칠었던 그녀의 손이 완전히 깨끗해졌다. 그 후 비염증상도 나타나지 않고 변비도 나아서 마늘 숙성 액에 감사하며 먹고 있다.

24
마늘숙성액으로 티눈을 고치다
- 한명희 씨(여성, 73세, 주부, 가명) -

그녀가 마늘 숙성 액을 애용하기 시작한 지 13년. 약을 매우 싫어하는 나이지만 자연식품인 마늘은 안심하고 매일 사용하고 있다.

그녀는 젊었을 때부터 냉증으로 여름에도 두꺼운 양말을 신고 있지 않으면 안 되었고 혈압도 낮아 쉽게 피로해져 저녁이 되면 녹초가 되었다. 그러던 것이 그녀가 마늘 숙성 액을 귀이개 정도 크기로 한 술씩 매일 먹은 지 1년 정도가 지나면서부터 저녁이 되어도 전혀 피곤을 느끼지 않게 되었다. 아들도 마늘 숙성 액을 먹으면 피곤하지 않다며 신기해했다.

어느 날 그녀의 남편이 깨진 맥주병에 손을 베어 뼈가 보일 정도의 상처를 입었는데, 마늘 숙성 액을 발랐더니 곧 통증이 없어지고 상처도 깨끗하게 새살이 돋아서 우리를 깜짝 놀라게 했다. 그 후 그녀의 남편은 손목을 삐었을 때에도 마늘 숙성 액이 대활약을 하여 퍼런 멍이 쉽게 없어졌다.

그녀의 언니는 티눈에 바르고 있었는데 얼마 지나자 연필심 같이 딱딱한 것이 생기고 곧 그것이 떨어져나가 완전히 좋아졌다고 했다. 이런 이유로 마늘 숙성 액은 그녀의 집에 없어서는 안 될 만능약이 되었다.

25
마늘 화장품으로 딸의 여드름을 고치다
- 김숙자 씨(여성, 43세, 독서실 경영, 가명) -

김숙자 씨는 좀처럼 낫지 않고 해마다 퍼져가는 기미 등의 피부트러블이 걱정되어 오랫동안 고민하고 있었다. 그녀는 여러 가지 미용법을 시도해보았지만 모두 기대에 어긋났기 때문에 마늘이 든 화장품을 알았을 때도 좋아지지 않으면 그만이다는 생각이었다.

그러나 마늘은 달라서 사용하기 시작한 지 4개월째에 그녀 자신도 확실히 기미가 없어져 가는 것을 알 수 있었다. 여드름도 나았는데 그 효과가 상당히 빠르게 나타나 그녀 자신도 놀랐다.

또 같은 무렵, 얼굴 전체에 생긴 여드름으로 고민하던 17세의 그녀의 딸도 함께 사용하기 시작해 깨끗하게 나았다. 지금은 모녀가 마늘이 든 화장품을 손에서 놓을 수 없게 되었다.

26
마늘로 피부가 깨끗해졌다
- 송춘자 씨(여성, 57세, 주부, 가명) -

송춘자 씨는 벌써 5~6년 전부터 마늘이 든 화장품을 애용하고 있다. 그때까지 특별히 피부트러블은 없었지만 마늘이 든 화장품을 사용하니 한층 피부에 윤기가 나는 것 같았다.

그 이후 그녀는 계속해서 사용하고 있는데, 기미도 없어지고 피부색도 좋아져 주름도 걱정하지 않았다. 젊었을 때보다 오히려 피부가 맑고 깨끗해진 것 같은 기분마저 든다. 그녀는 앞으로도 더욱 윤을 내어서 언제까지나 싱싱한 피부를 지키고 싶다고 말한다. 그러기 위해서는 마늘로 만든 화장품을 애용하겠다고 한다.

27
마늘 크림으로 기미를 고치다
- 김상돈 씨(남성, 65세, 자영업, 가명) -

김상돈 씨가 오른쪽 눈 밑에 거무스름한 기미가 생기고 있다는 것을 알게 된 것은 지금부터 12~13년 전이다. 나이와 함께 기미색도 진해지는 듯하고, 그의 아내로부터 "기미 때문에 인상이 나빠진 것 같다"는 말을 듣자 그는 남자지만 걱정이 되어 견딜 수 없었다.

그가 마늘이 든 크림을 알게 된 것은 4년 전이다. 그는 기미 제거에 효과가 있다는 광고문구에 끌려 시험 삼아 사용해 보기로 했다. 하지만 기대는 하지 않았다. 그때까지 꽤 많이 '기미가 없어진다.'는 말에 끌려 여러 곳에 가보았지만 "노화로 인한 기미는 없어지지 않는다."며 한마디로 퇴짜를 맞았기 때문이다.

그러나 그가 마늘 화장품을 바르기 시작한 지 3개월이 지나자 스스로도 확실히 알 수 있을 만큼 기미가 옅어졌다. 그때는 율무가루가 기미에 좋다고 해서 5년째 계속해서 마시고 있었기 때문에 율무가 효과가 있었던 것인지 마늘이 효과가 있었던 것인지 잘 몰랐다.

그 후 1개월이 지나자 기미는 거의 보이지 않을 정도로 없어졌다. 그는 지금도 마늘 화장품을 매일 사용하고 있지만, 나이에 비해 피부에 윤기가 있다는 말을 듣는다. 남자라도 젊게 보이면 기분 좋은 것은 당연하다.

28
마늘로 기미를 제거하다
- 현경자 씨(여성, 54세, 주부, 가명) -

그녀는 젊었을 때부터 여드름이 생긴 적도 없고 피부트러블로 고민한 적도 없기 때문에 피부에 관해서는 안심하고 있었다. 그 때문에 그녀가 무방비상태로 햇볕에 노출하는 적이 많았는지도 모른다. 5년 전쯤에 그녀의 볼 근처에 기미가 생겼다. 그때 그녀는 기미에는 마늘미용이 좋다는 것을 알게 되어 효과가 없어도 좋다고 생각하고 시작했다. 사용하고 2개월 정도 지났을 때 선명했던 윤곽이 엷어졌다. 그 빠른 효과에 그녀 자신도 정말로 깜짝 놀랐다. 그녀는 사용하기 시작해서 아직 1년도 지나지 않았는데 멋진 효과에 오랫동안 사용하고 있었던 듯한 애착이 생겼다.

29
마늘 화장품으로 피부트러블을 고치다
- 김성경 씨(여, 40세, 주부, 가명) -

그녀는 몇 년 전부터 환절기가 되면 피부병에 시달렸다. 그녀는 그녀의 친구들로부터 소개받아 마늘 화장품을 사용하기 시작한 것은 2년 전의 일이다. 그때부터 1개월 만에 그녀의 피부상태가 확실히 좋아졌다. 피부병이 생기지 않을 뿐 아니라 여드름도 사라지고 모공도 작아졌다.

머리카락에도 좋다는 말을 듣고 그녀는 마늘진액을 사용했더니 너무 약했던 머리카락이 미용실 사람들도 놀랄 만큼 굵어져서 아주 만족스럽다.